常见病彻底图解

糖尿病

主　　编　（日）相矶嘉孝（Aiso内科医院院长）

翻　　译　谭乔莎（河南中医学院外语学院）

李敬平（河南中医学院外语学院）

翻译主审　杨英豪（河南中医学院亚健康研究所）

潘万旗（河南中医学院亚健康研究所）

河南科学技术出版社

·郑州·

图书在版编目（CIP）数据

糖尿病/（日）相矶嘉孝主编；谭乔莎，李敬平译.—郑州：河南科学技术出版社，2014.6（2017.3重印）
（常见病彻底图解）
ISBN 978-7-5349-6881-5

Ⅰ.①糖… Ⅱ.①相…②谭…③李… Ⅲ.①糖尿病-防治-图解 Ⅳ.①R587.1-64

中国版本图书馆CIP数据核字（2014）第104094号

出版发行：河南科学技术出版社
地址：郑州市经五路66号 邮编：450002
电话：（0371）65737028 65788629
网址：www.hnstp.cn
策划编辑：马艳茹
责任编辑：邓 为
责任校对：张景琴
封面设计：李 冉
版式设计：孙 嵩
责任印制：朱 飞
印 刷：郑州环发印务有限公司
经 销：全国新华书店
幅面尺寸：140 mm × 202 mm 印张：6.5 字数：110千字
版 次：2014年6月第1版 2017年3月第2次印刷
定 价：26.00元

如发现印、装质量问题，影响阅读，请与出版社联系并调换。

如何改善症状、安心度过每一天

目前，日本的糖尿病患者已达到740万人，加上患糖尿病的易患人群，这个数字高达1 620万人（日本卫生部《2002年糖尿病患者情况调查》）。和5年前的调查相比，确确实实地增加了250万人。

如此短的时期内患者数量出现了急剧增加，这其中的原因有：在西式饮食的影响下，糖分的过度摄入；暴饮暴食等不规则的饮食习惯；交通设施的发达以及家电产品的普及导致的运动不足等。

糖尿病最不好对付的一点是，不会出现特征性的自觉症状。即便当医生做出诊断“你患的是糖尿病”，患者身上也几乎不会出现疼痛或者水肿等症状。但是如果认为没有自觉症状就没事而放置不理的话，不久就会出现“喉咙干渴难忍”“去厕所的次数和尿量增加”“非常容易产生疲劳”等症状。

如果出现以上症状，说明糖尿病已经恶化到相当严重的地步了。因此。如果被确诊为糖尿病的话，即便是没有自觉症状也一定要采取适当的措施防止病情恶化。

糖尿病本身并不能致命。真正可怕的是出现并发症。为了预防并发症的出现，在初期阶段就需要开始进行长期的饮食疗法和运动疗法，进行有效的血糖控制。

如果能够形成正确的饮食习惯并摄入均衡的营养，可以恢复到“和治愈一样的状态”。可以说，这是一个治疗方法很简单的疾病。而且，在必要的时候可以服用效果明显的“药”进行治疗。

本书简明扼要地介绍了糖尿病的机制、饮食疗法、运动疗法、药物疗法等治疗方法、并发症的预防、生活习惯的改善以及防止病情恶化的要点。而且，为了使大家容易理解要点，我们还加上了图解。希望受到糖尿病困扰的朋友能够通过本书掌握关于疾病的正确知识，学会高明地应对疾病的方法，倘若能够做到一点，荣幸之至。

糖尿病专科医院　Aiso内科医院院长　相矶嘉孝

目录

第1章

糖尿病的基础知识

糖尿病的发病机制

糖尿病和血糖值的关系

人依靠血液中的葡萄糖来维持生命。葡萄糖是人体从食物中吸收的碳水化合物。人进食后的一段时间，葡萄糖在血液中逐渐增多，作为生理活动的能量而被消耗。人体继续摄取食物，血液中的葡萄糖浓度再次上升，就这样循环往复。血液中所含血糖的量，也就是通常我们所说的“血糖值”。

健康人的血糖值饭前最低为3.9毫摩/升，饭后最高不超过7.8毫摩/升，一般就在这个范围内波动。而轻微糖尿病患者饭前可达到6.66～7.22毫摩/升，饭后上升到11.1毫摩/升左右。糖尿病重病患者即使在空腹状态下血糖值也能达到11.1毫摩/升，饭后血糖值会出现超过16.65毫摩/升的情况（见下图）。

当血糖值上升到8.88～9.99毫摩/升，血液中的葡萄糖有一部分随尿液排出，尿检时就能从尿液中检测出葡萄糖（尿糖）。这种状态就被称为“糖尿病”。

糖尿病：血糖值居高不下

重病患者　饭后血糖值超过16.65毫摩/升，出现尿量多、身体疲惫等症状，并伴有咽干易渴现象的出现。

轻微患者　几乎无自觉症状，但多半时间血糖值超过11.1毫摩/升。

健康者　饭后最高不超过7.8毫摩/升，在下顿饭之前降低到3.9~6.1毫摩/升。

1天中血糖值的变化情况

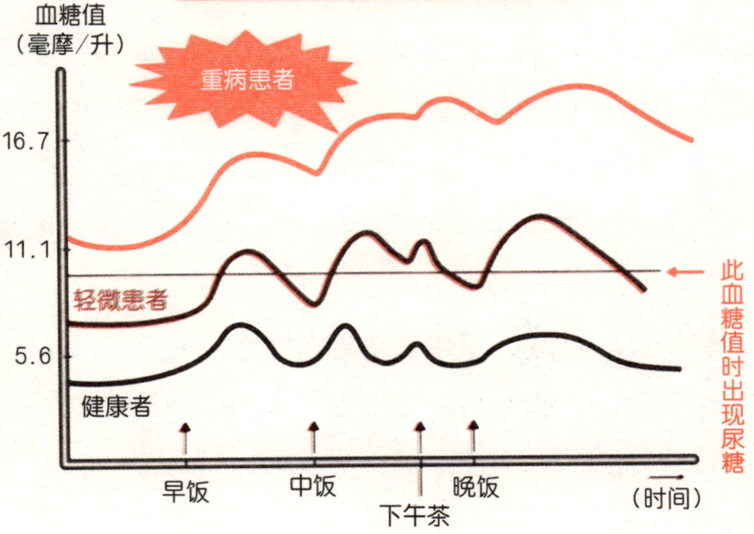

胰脏分泌胰岛素调节血糖值

如前文所述，糖尿病的出现是因为血糖值过高。我们并不能由此就认为血糖值越低越好。血糖作为支撑人体内细胞活动能源是不可缺少的，如果长时间不能摄取食物，那么提高血糖值的激素（胰高血糖素）将会分泌增多，促进肝脏或肌肉中所储存的糖分转化为葡萄糖。

另一方面，当饭后血糖上升时，胰脏会分泌胰岛素来降低血糖。如帮助体内细胞消耗血糖，或将血糖转变为肝糖原进入肝脏、转变为脂肪储存起来。胰岛素是体内唯一能降低血糖的激素。

健康人体内的血糖值之所以能持续保持在某一特定范围，是由于胰脏分泌的胰高血糖素与胰岛素等发挥了作用。而糖尿病患者胰脏则不能分泌或是分泌较少量的胰岛素，或是分泌了一定量的胰岛素但不能正常工作，也就是说分泌的胰岛素将血糖转换为体内能源（肝糖原、脂肪）的能力逐渐衰退。

根据以上机制，糖尿病患者血液中的葡萄糖没有被很好地处理而日积月累持续增加，以至于血液中的葡萄糖随尿液排出。

血糖值通过体内分泌激素保持平衡

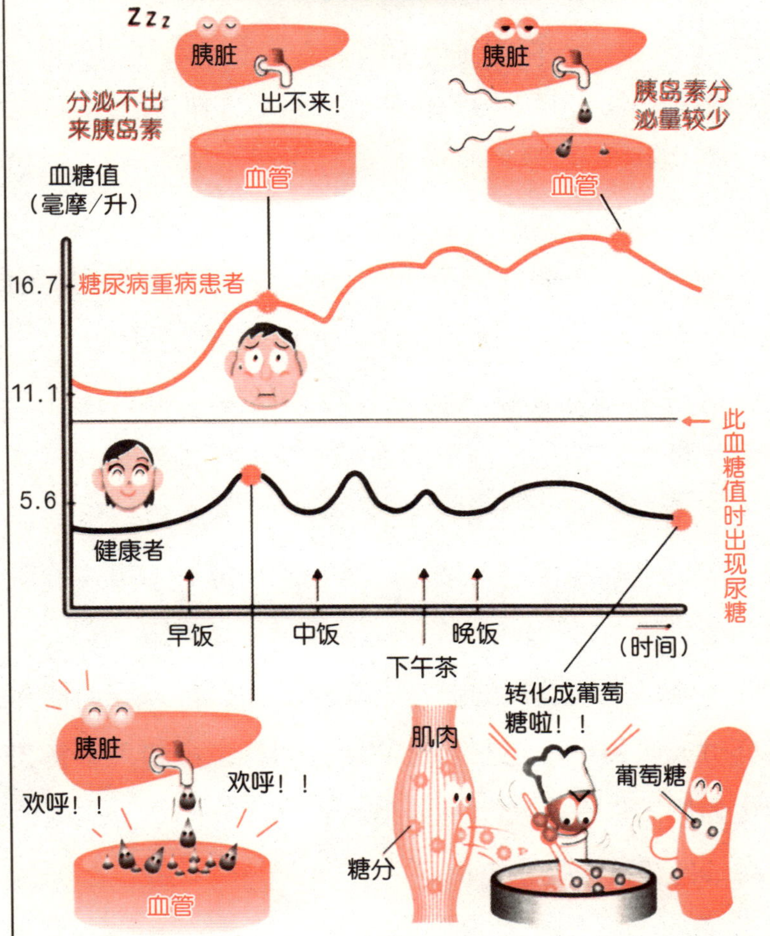

当饭后血糖上升时，胰脏会分泌胰岛素降低血糖

如果长时间不摄取食物，提高血糖值的激素将会分泌增多，促进肝脏或肌肉中所储存糖分转化为葡萄糖

一摄取食物，血糖值就上升

食物中含有糖、蛋白质、脂肪、维生素及矿物质等营养成分,维持人体生命活动的三大营养要素分别为糖、蛋白质和脂肪。其中糖的主要职责是为人体供给能量。

糖主要来源于米饭、面包、水果等食物中，通过唾液、胃液及肠液将其消化，并大部分被分解为葡萄糖（右旋糖），葡萄糖经小肠吸收进入肝脏，最后到达血液中。因此每当我们摄取食物，血糖值也随之上升。

血液中的葡萄糖（血糖）作为能量来源被送往全身各个细胞。但是血液中的血糖本身并不能实现这一过程，只有被身体各个部位的细胞吸收了才能转化为能量。而促进葡萄糖进入细胞，为细胞供能必不可少的激素就是“胰岛素”。

不能马上被利用的血糖则经胰岛素转化为肝糖储存于肝脏或肌肉中，还有剩余的话，同样也由胰岛素将其转化为脂肪储存在皮下。胰岛素正常工作的话，血糖值就会维持在某一特定范围。

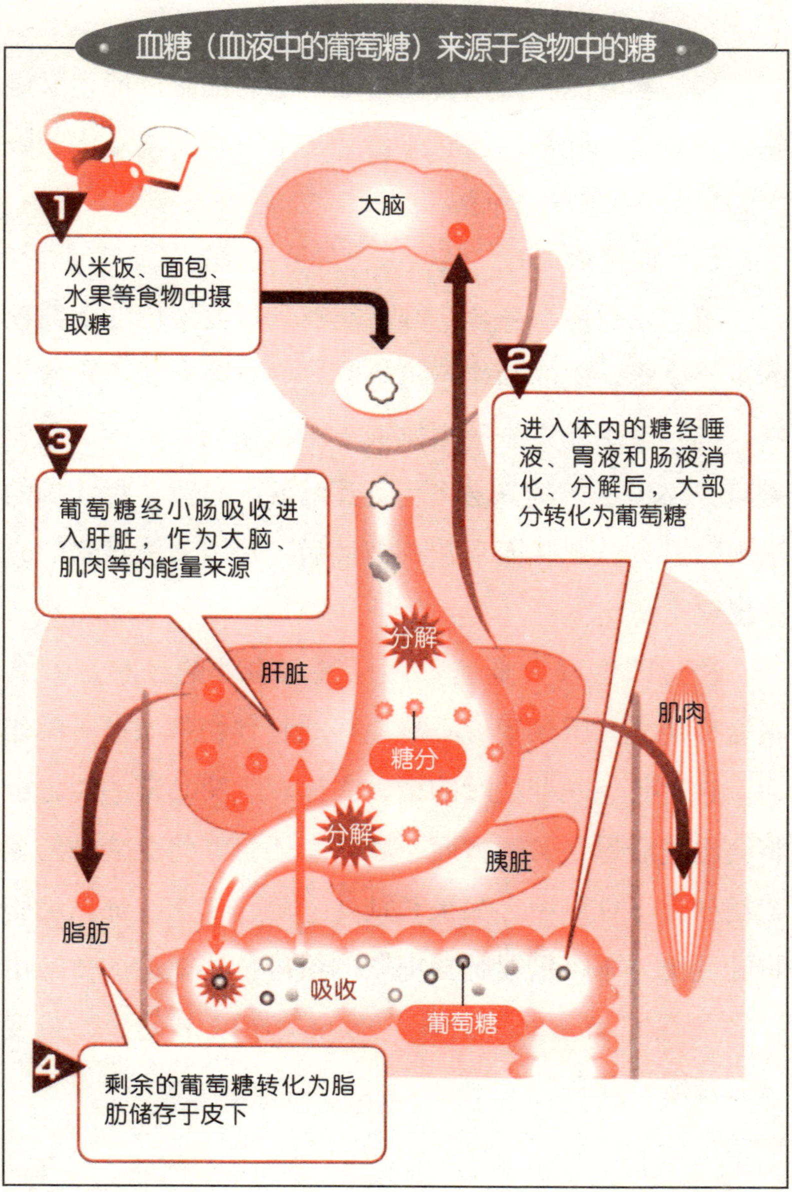
血糖（血液中的葡萄糖）来源于食物中的糖
1
从米饭、面包、水果等食物中摄取糖
大脑
2
进入体内的糖经唾液、胃液和肠液消化、分解后，大部分转化为葡萄糖
3
葡萄糖经小肠吸收进入肝脏，作为大脑、肌肉等的能量来源
分解
肝脏
肌肉
糖分
分解
胰脏
脂肪
吸收
葡萄糖
4
剩余的葡萄糖转化为脂肪储存于皮下

胰岛素将血糖值维持在特定范围

胰岛素既能将血糖转化为葡萄糖为细胞供能，又能将血糖转变为肝糖、脂肪等储存起来。胰岛素是由胰脏内的胰岛β细胞分泌而成的。

饭后血糖值上升，胰脏分泌的胰岛素进入血液。

胰岛素是使全身各个细胞能够利用血液中的葡萄糖的重要要素，它的功能不可小觑，一旦胰岛素不正常工作，细胞就不能充分利用血液中的葡萄糖。因此，当胰岛素分泌不足，或分泌出现紊乱时就会导致各种疾病的出现。过食、肥胖而引起的糖尿病正是因为胰岛素的分泌出现了紊乱。

过食即摄取大量糖，一旦进入血液的糖超出胰岛素处理能力，胰岛素就不能很好地起到调整血糖值的作用。这种状态长期持续的话，人体产生胰岛素的能力也将会出现衰退。另一方面，胰岛素还负责将血液中的葡萄糖储存于细胞中，如果长期处于肥胖状态，那么细胞将会发出“不再需要葡萄糖”的信号。这就造成血液中过多的葡萄糖无处可去，从而导致血液中葡萄糖浓度（血糖值）升高。

细胞利用葡萄糖需要胰岛素

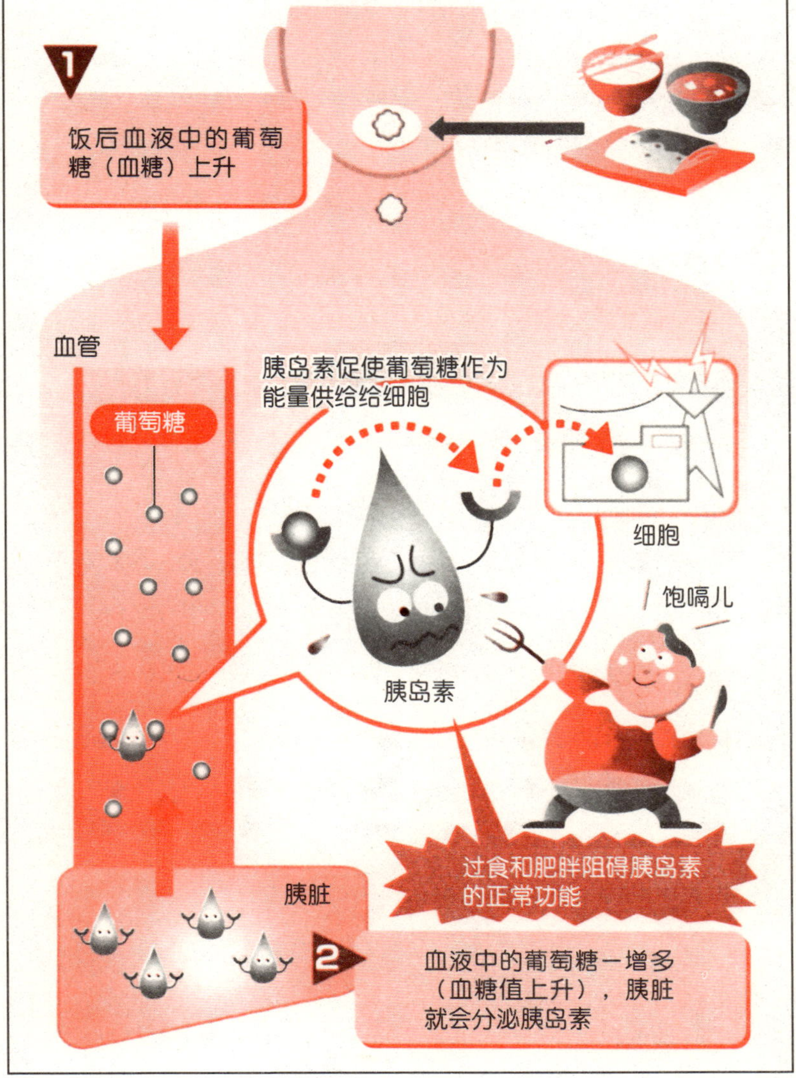

糖尿病的两种类型

糖尿病可以分为不同类型，大多数为1型糖尿病或2型糖尿病。

1型糖尿病是完全不分泌或只分泌极少量的胰岛素，需要从外部补给胰岛素。

2型糖尿病则是虽然分泌胰岛素，但它的作用效果大打折扣，肌肉和肝脏中的胰岛素作用效力下降，也就是所谓的“胰岛素抵抗”。对这个词大家可能不大熟悉，但这是理解糖尿病的关键词，我们需要记住它。

除了1型和2型糖尿病，另外由于胰脏（慢性胰脏炎）、肝脏等的疾病及甲状腺功能异常也会导致糖尿病，但这仅占极少数，大多情况还是将糖尿病分为1型和2型。

欧美糖尿病患者中有不少为1型，但日本患者2型的占95%，特别是近些年，急剧上升的中老年人糖尿病患者大部分都为2型糖尿病。

糖尿病分为1型糖尿病和2型糖尿病

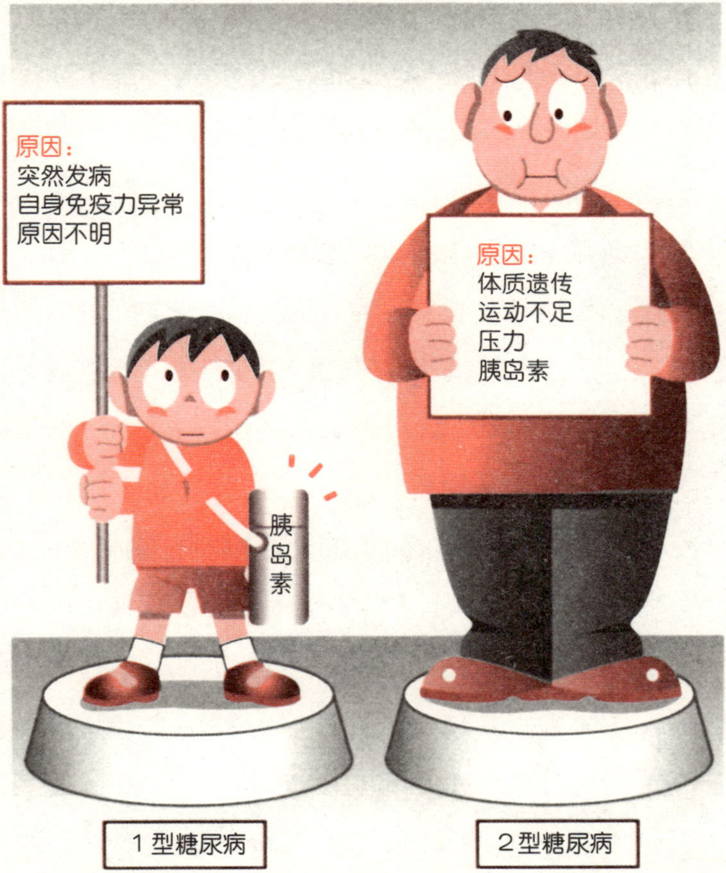

日本糖尿病患者95%为2型糖尿病，即分泌胰岛素，但作用效果大打折扣；剩余的5%患者为1型糖尿病，即完全不能分泌或是仅可分泌极少量的胰岛素

胰岛素严重缺乏——1 型糖尿病（胰岛素依赖型糖尿病）

胰岛素是由胰岛内 β 细胞分泌出的一种激素，基于某种原因，β 细胞遭受损坏，从而失去了产生胰岛素的能力。这种因胰岛素严重缺乏而导致的糖尿病被称为“1 型糖尿病”。

1 型糖尿病起病较急，多表现为喉干、口渴、多尿、消瘦，且伴随高血糖和酮症酸中毒（血液中酮体产生过多，导致血液的pH值呈酸性）等症状。此病虽多发于儿童时期，但每个年龄段都有可能出现。

1 型糖尿病和下面要讲到的 2 型糖尿病不同，前者几乎没有遗传性。另外，两者的发病机制也完全不同。

1 型糖尿病是因为自身免疫反应（在某种诱因的作用下，β 细胞被认为是遭到外来入侵者的攻击），或是当病毒入侵体内，使得分泌胰岛素的胰脏 β 细胞遭到破坏而患病。

1 型糖尿病的发病机制是分泌胰岛素的 β 细胞遭受破坏，因此不能像 2 型糖尿病那样通过食疗或运动的方式，避免过食和肥胖来恢复，必须每天往体内注射和补充胰岛素。

胰岛素工厂（β细胞）遭受破坏的1型糖尿病

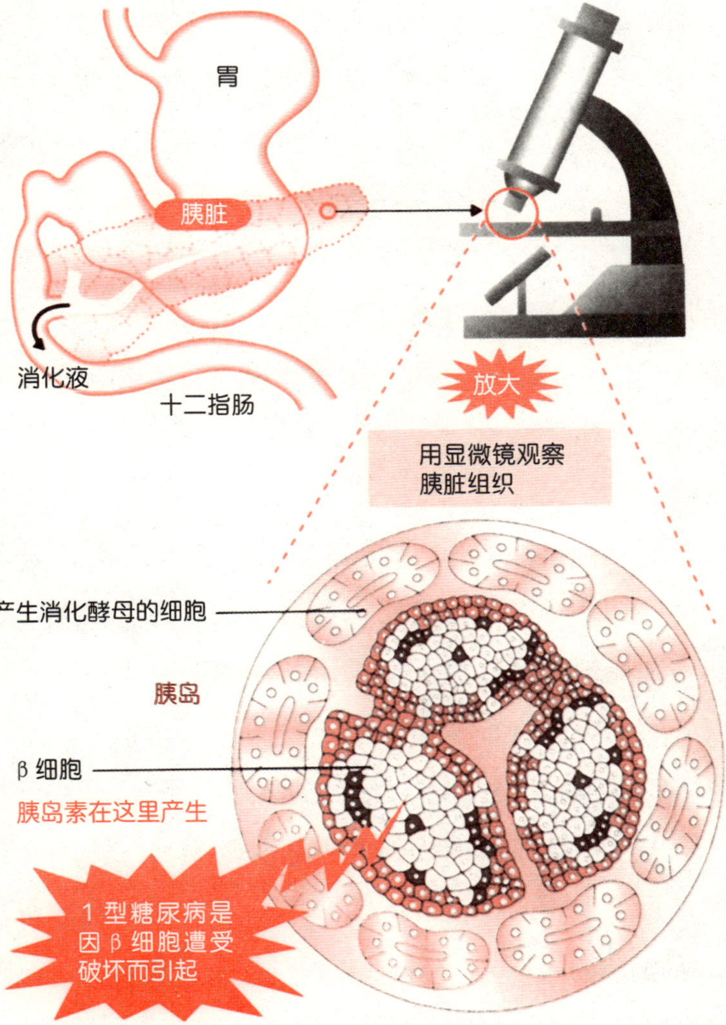

《糖尿病治疗入门（修订版）》，日本糖尿病学会编（日本糖尿病协会/南江堂 2000）

胰岛素分泌不足——2型糖尿病（非胰岛素依赖型糖尿病）

糖尿病分为胰岛素分泌量极少的1型糖尿病和分泌量正常但作用效力下降的“胰岛素抵抗”的2型糖尿病两种。后者由于胰岛素抵抗，导致血液中的葡萄糖不能很好地进入细胞，血糖值出现紊乱。

2型糖尿病与遗传因素的关系尤为突出，凡家族中有糖尿病史的人，肥胖或运动不足，抑或压力过大都会导致发病。一般发病过程都比较缓慢。日本40岁以上的糖尿病患者几乎都为2型，因此日本的糖尿病大都是2型糖尿病。

2型糖尿病的特征是胰岛素分泌缓慢。确诊是否患有糖尿病，可以采取这样一种方法：让患者摄入食物或是喝葡萄糖液后，检测血液中胰岛素的分泌速度。2型糖尿病患者的特征是血糖值上升了，胰岛素迟迟不分泌。糖尿病科室的医生一般都会关注这一点。

由于2型糖尿病的病因并不是胰岛素缺乏，因此在治疗方面，需要通过改善生活习惯，使胰岛素的作用功效恢复到正常。

2型糖尿病的两个特征

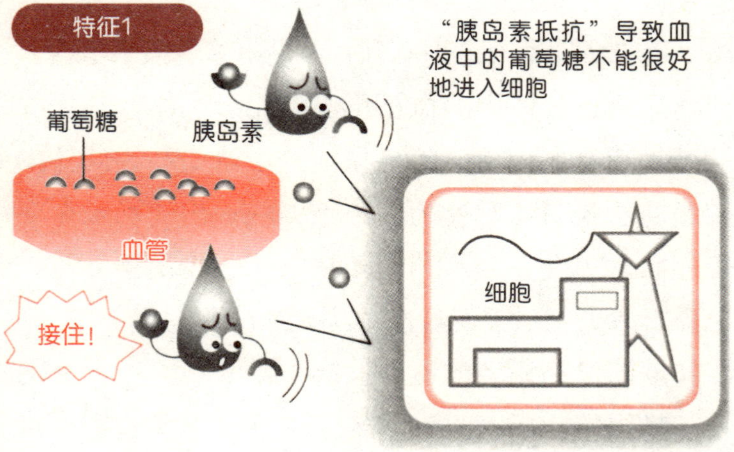
特征1
"胰岛素抵抗"导致血液中的葡萄糖不能很好地进入细胞
葡萄糖
胰岛素
血管
细胞
接住!

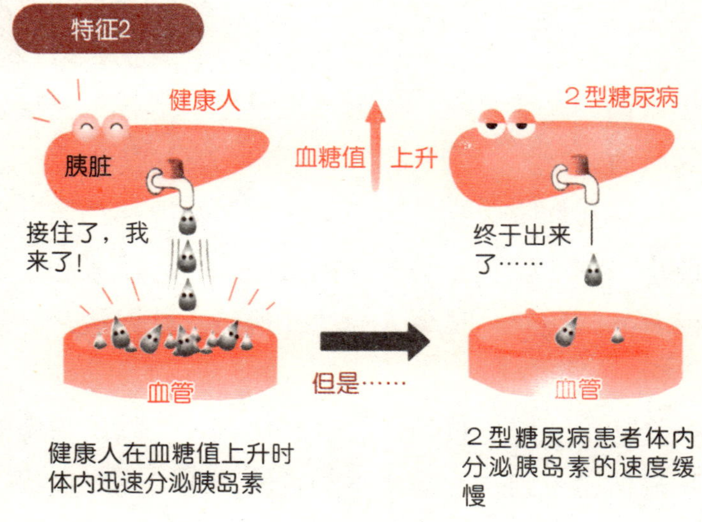
特征2
健康人
胰脏
血糖值 上升
2型糖尿病
接住了，我来了!
终于出来了……
血管
但是……
血管
健康人在血糖值上升时体内迅速分泌胰岛素
2型糖尿病患者体内分泌胰岛素的速度缓慢

糖尿病初期异常症状不明显

糖尿病患者常常表现为异常口渴（要喝很多水）、尿频、尿多、疲惫不堪、精神萎靡及突然很想吃甜食，食欲大增（很多情况本人意识不到），吃得多，但很消瘦。

糖尿病患者体内的血糖得不到充分利用，从而导致葡萄糖堆积在血液中，随着尿液一起排出。为此体内储存的脂肪和蛋白质则作为能源被消耗，出现易疲劳、消瘦等症状。另外，当葡萄糖随尿液一起排出体外时，水分也跟着流失，从而出现水分不足而引起口渴。

初期糖尿病患者的血糖值比正常人稍高，糖分随尿液一起排出等症状对患者本人来说并非感觉特别异常，导致患者本人错误地认为“没有异常症状就表示身体健康”，就这样导致糖尿病被搁置一边不被重视，慢慢地耽误了医治的最佳时机，后果不堪设想。这就是糖尿病真正的可怕之处。

糖尿病初期阶段症状不明显，很多情况都是通过尿检检测出尿糖才发觉。另外，即使被诊断为糖尿病，但由于没有异常症状，很多人会忽视病情，耽误治疗导致病情加重。

如果您出现了下页列出的这些症状，可以认为您的糖尿病病情已经到了比较严重的阶段。所以要在症状还未显现的初期阶段定期检查，改善生活习惯。

糖尿病六大异常症状

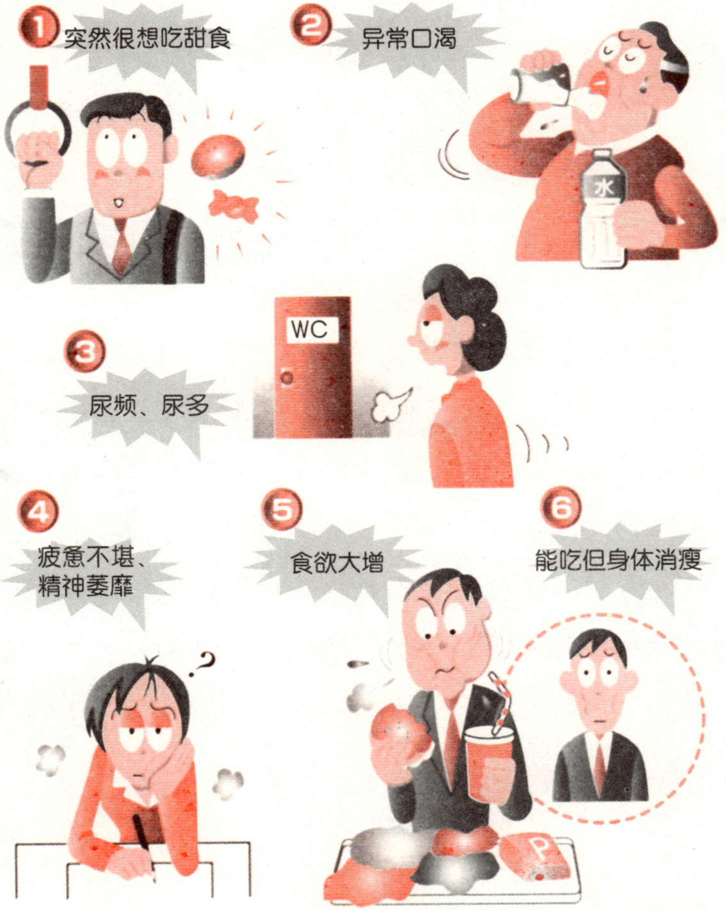

也不能因为不具有以上症状，就断定没有患上糖尿病

患糖尿病的主要原因

根据2003年日本厚生劳动省发布的《糖尿病实况调查》，日本目前近740万人疑似患有糖尿病。如果持续现在的生活方式，将来可能还会出现大量糖尿病患者的后备军，患者数量将达到1 620万。且该数据还在持续上升，特别是成年人，6.3人中有1人被怀疑患有糖尿病，故糖尿病在日本也被称为“国民病”。

糖尿病患者激增的重要原因是人们的生活方式发生了改变。第二次世界大战后，日本迎来了高度经济发展时期，国民生活富裕，食物种类及丰富程度都较以前有很大改善。之前被认为是奢侈的食物，战后随着经济的发展，普通人家都能吃上。饮食习惯西化后，摄入的脂肪和蛋白质的量随之增加，体内热量过剩。再加上电子产品的普及和发达的交通工具，人们的日常生活越来越便利；反之，运动量则越来越少。

综上所述，糖尿病的最大诱因是过食和运动不足。另外，糖尿病随着年龄的增加，其患病可能性也会增大。目前日本已经进入老龄化社会，随着寿命的延长，随之而来的将会是更多的糖尿病患者。

中老年人10人中有1人以上患糖尿病

疑似糖尿病患者和糖尿病患者后备军

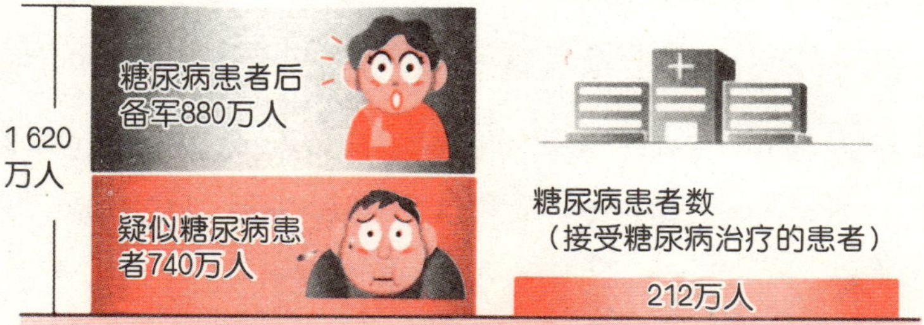

预计糖尿病患者及其后备军达到1 620万人，且每年都在增长

糖尿病患者及其后备军的性别、年龄估计值

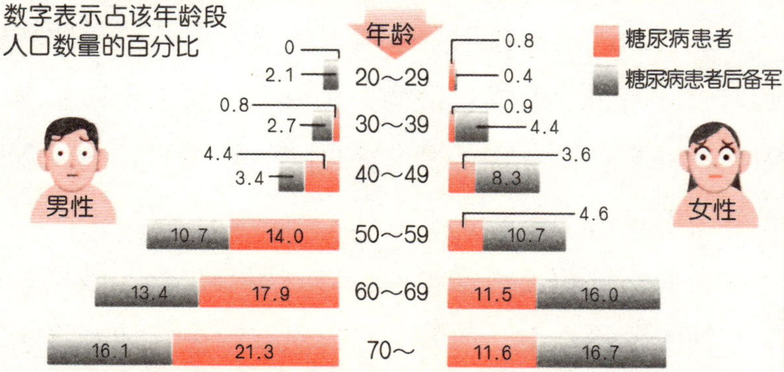

无论男女，超过50岁，10人中就有1人以上患有糖尿病

容易患糖尿病的体质具有遗传性

虽说糖尿病的最大诱因是过食或者肥胖，但并不是指所有肥胖或是过食者都会患上糖尿病。当今社会，过食或是缺乏运动者大有人在，即使相同的生活习惯，最后也可能会有患上糖尿病和没有患上糖尿病两种结果。也有可能没有患上糖尿病却患上了高血压、高脂血症等。还会出现同时患上两种或是三种生活习惯病。

有过食或者运动不足等不良生活饮食习惯的人，他们是否会患上生活习惯病很大程度取决于自身的遗传基因。如果父母或是（外）祖父母患有糖尿病，那么罹患糖尿病的概率也就会相应增高。但是，遗传了容易发生糖尿病的体质并不代表就会患上糖尿病。

只有同时具有糖尿病家族遗传基因，及不合理的生活习惯、不科学的饮食结构，才很有可能患上糖尿病。因此，如果自身是容易患上糖尿病的体质，就必须在日常生活中时刻注意生活习惯和饮食结构。

另外，据相关数据报道，占日本糖尿病总数95%的 2 型糖尿病患者中，如果父母都患有糖尿病，遗传给子女的概率为58%；假如父母中只有一人患有糖尿病，则遗传概率仅为27%。

遗传因素加上不良生活饮食习惯

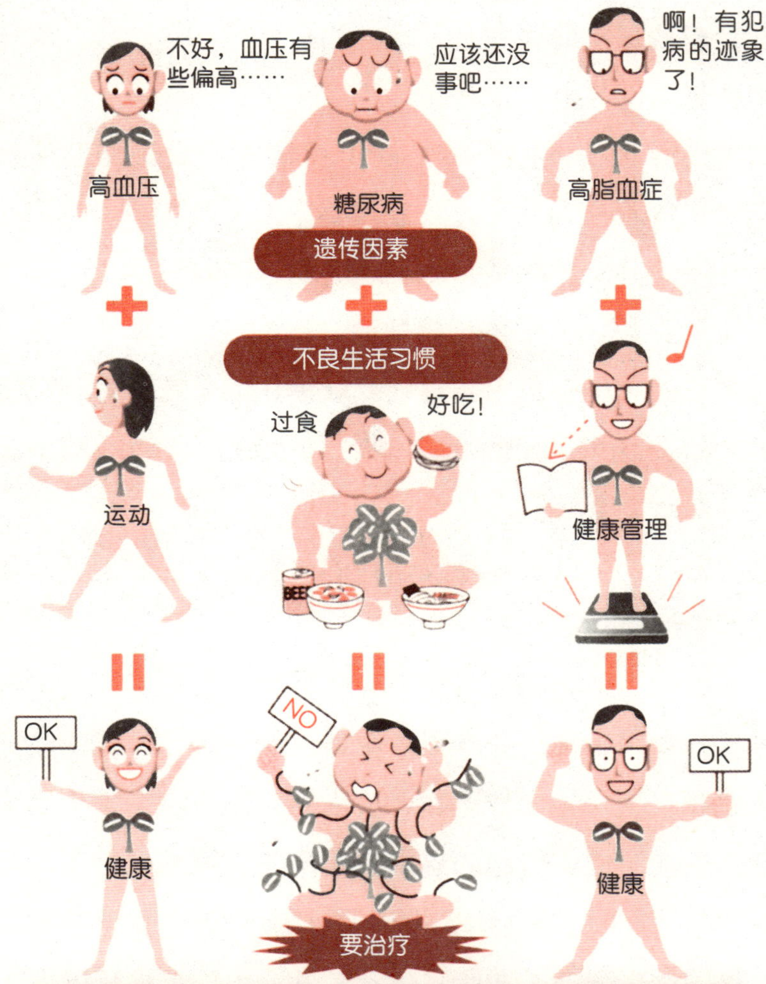

糖尿病家族遗传基因加上不合理的生活习惯、不科学的饮食结构，很有可能患上糖尿病

与糖尿病容易建立起关系的肥胖种类

摄入过量食物，以及缺乏运动导致肥胖者增多，肥胖者患糖尿病的概率是正常人的1.5～2.0倍，因此对于肥胖者来说首要任务就是减肥。

肥胖是指体内脂肪量高于正常值。虽说脂肪值高不等于体重重，而成人一般只要体重重就意味着体内脂肪过多。其实判断是否肥胖还有一个参数，即BMI（身体质量指数，简称体质指数）。BMI=22为正常体重，18.5～25为标准范围，超过25就被认为是肥胖，18以下则为过于消瘦。肥胖的人患各种生活习惯病的概率较高，因此需要减肥。

肥胖是因摄入食物或饮料的热量高于运动消耗的热量而引起的。

另外，肥胖还分为上半身肥胖（苹果形肥胖，男性居多）和下半身肥胖（梨形肥胖，女性居多）。即使同为肥胖，据说上半身肥胖者更容易患糖尿病、高脂血症等因生活习惯而引起的疾病。上半身肥胖是指腰围与臀围比（WHR）高于0.7（不到0.7则为下半身肥胖），另外一种情况则是在肚脐位置测量一圈，男性腰围大于85厘米，女性大于90厘米则为肥胖。

了解自身的肥胖程度

上半身肥胖和下半身肥胖（腰围与臀围比的计算方法）

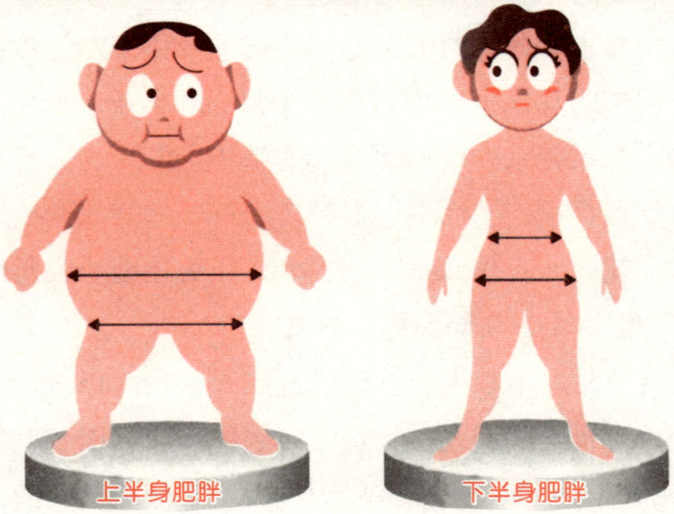

（苹果形肥胖，男性居多）

↓

腰围/臀围=0.7以上

（梨形肥胖，女性居多）

↓

腰围/臀围=不足0.7

BMI计算公式和肥胖标准

BMI=体重（千克）÷[身高（米）]^2

BMI=22为正常体重

正常体重（千克）=身高（米）×身高（米）×22

过度压力导致糖尿病

糖尿病的发病要因基本为家族糖尿病史加上不良生活饮食习惯，可是最近这些年，另外一种诱因受到关注，那就是生活及环境压力。

压力主要分为两大类：一为忍受身体上的寒冷或疼痛而引起的身体上的压力；二为繁重的家务、工作及复杂人际关系带来的烦恼而引起的精神上的压力。因精神压力导致抑郁，从而引起血糖值上升，一旦血糖值出现上升，就会一直居高不下。另外，压力还会导致类固醇激素分泌增多，从而引起血糖值上升。

另外，有不少人会选择通过摄入食物来释放压力，这种方式也会因摄入食物过量或者肥胖从而引起血糖值上升。还有一种情况则是压力过大会降低活动意欲，从而减少运动量引起肥胖。

最近有一项新的研究结果表明：压力不仅间接地导致血糖值上升，过大压力还会破坏胰岛素的功效。虽然这种机制目前还不十分明了，但是压力会导致患上糖尿病这一点已经很明确了。

通过检测唾液中的淀粉酶（消化液）可了解人的精神压力状况。让我们随时把握自己的压力程度，积极寻找释压方式吧。

压力过大容易引起糖尿病

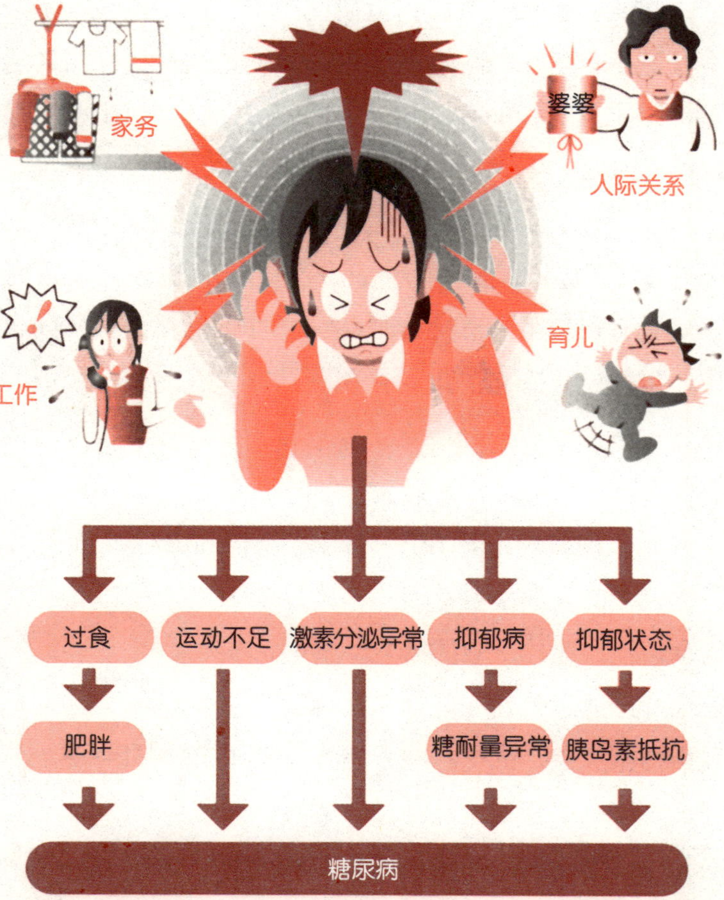

身体和精神压力过大，引起胰岛素抵抗，容易引发糖耐量异常并且最终患上糖尿病

专栏1 自身可以预防和治疗糖尿病

平衡膳食结构和运动疗法是预防和治疗糖尿病的主要途径，但需要耗费很长时间去适应这两种疗法。遗憾的是，如果本身就是容易患糖尿病的体质，即使通过饮食疗法和运动疗法也不能改变。那么，我们是否就可以认为以上两种疗法都是白费劲呢?

医学发展到今天，还有很多疾病，别说找到治疗方法，甚至连发病原因都还不明确。虽说癌症的治愈率逐渐在升高，还是有很多人被癌症夺取生命。HIV（艾滋病）到目前为止，也未能找到起决定性作用的治疗方式。遗传基因的异常，导致有些人生来就注定了要短命而终，还有很多疾病，光靠现代医学也是无计可施。

但是，糖尿病不同于以上疑难杂症，在第1章我们已经详细讲述，它的发病主要是因为不良的生活和饮食习惯。在接下来的第4、5章中，我们还会介绍通过食物和运动疗法可以治愈并且预防糖尿病。比起有些疾病，连发病原因都不明确更不用谈什么预防方法，糖尿病的饮食疗法和运动疗法还是相对较简单的。

改善生活习惯，定期接受健康检查，自己控制糖尿病!

第2章

并发症的预防

糖尿病不可怕，并发症危害大

忽视没有自觉症状的糖尿病会引起并发症

糖尿病初期几乎没有自觉症状，不少人会选择放任不管任由发展。有的人并非不治疗，而是由于没有出现症状，不知道自身已经患上了糖尿病。不能因为没有自觉症状就认为没有患上糖尿病，从而耽搁治疗机会，引发各种并发症。糖尿病三大并发症分别为糖尿病肾病、糖尿病视网膜病变及糖尿病神经系统病变，除此之外，还有动脉硬化。所有这些并发症都是由于长期持续高血糖状态，导致血管和神经系统受损而引起的。

如果不在早期发现糖尿病并对其进行治疗的话，最后可能发展成只有通过人工透析这种既花钱又花时间还遭罪的方式来治疗，严重的还会引起失明及腿部组织坏死而被迫截肢。另外，年轻的糖尿病患者由于过早患上糖尿病导致动脉硬化，最后发展成为心肌梗死、脑梗死等危及生命的重症。因此，治疗糖尿病最重要的目的就是预防并发症。下面我们一起来了解有关糖尿病的并发症。

糖尿病并发症遍及全身

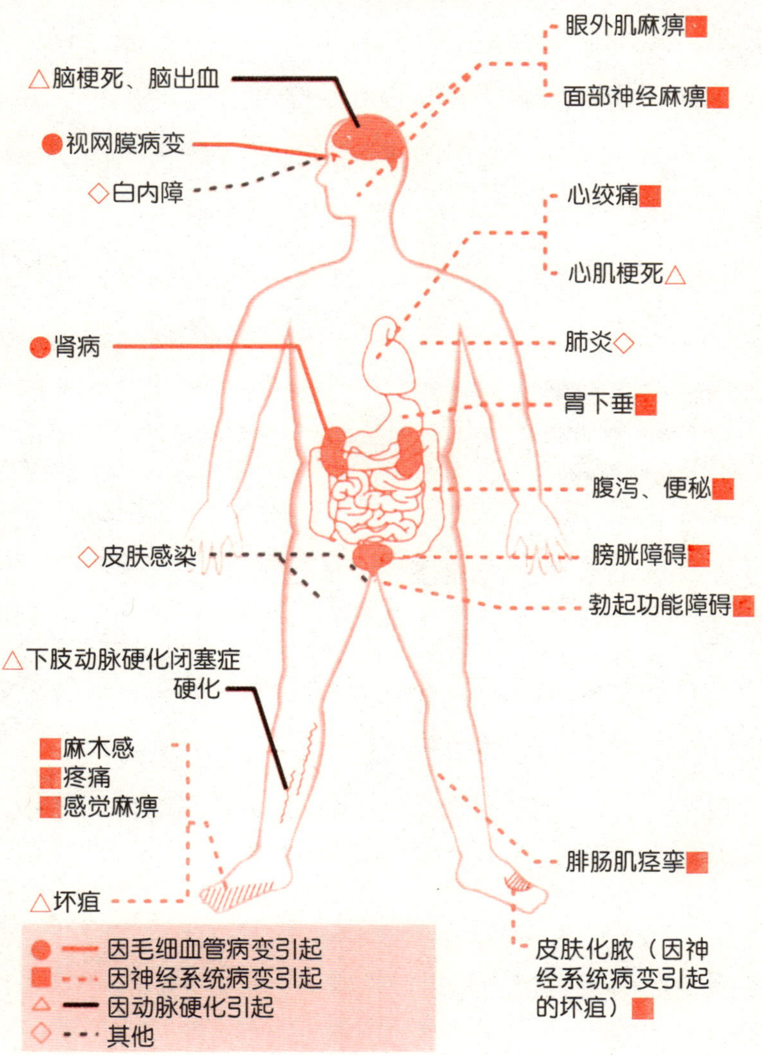
△脑梗死、脑出血
●视网膜病变
◇白内障
眼外肌麻痹■
面部神经麻痹■
心绞痛■
心肌梗死△
●肾病
肺炎◇
胃下垂■
腹泻、便秘■
◇皮肤感染
膀胱障碍■
勃起功能障碍■
△下肢动脉硬化闭塞症
硬化
■麻木感
■疼痛
■感觉麻痹
腓肠肌痉挛■
△坏疽
皮肤化脓（因神经系统病变引起的坏疽）■
● —— 因毛细血管病变引起
■ - - - 因神经系统病变引起
△ —— 因动脉硬化引起
◇ - - - 其他

糖尿病肾病发展到肾衰竭，需要进行人工透析

长期持续高血糖状态，毛细血管最先受损。其中，肾脏的毛细血管最容易受到损害。肾脏具有滤过作用，它过滤血液中的毒素和蛋白质分解后产生的废料，并通过尿液排出体外，同时将所需部分再吸收回体内。发挥过滤作用的主要是肾小球（团球形毛细血管网）。

因糖尿病导致肾小球的毛细血管受到损害，使得肾脏过滤废物功能下降，毒素和废物残留体内。相反，身体所需的蛋白质则随尿液排出。糖尿病肾病初期，不会出现任何自觉症状，但随着糖尿病肾病的进一步发展，出现肾衰竭，最后导致患上致命性疾病——尿毒症。

肾衰竭末期，必须接受人工透析治疗，这种治疗方式是用机器代替已经丧失的肾脏功能。人工透析需要耗费大量的时间和金钱，而且要频繁地去医院，这对患者来说时间上金钱上压力都很大。虽说人工透析部分人可以报销，但由于这种治疗需要持续一生，花费还是相当巨大的。

在日本，每年有13 000人以上接受人工透析治疗，其中因糖尿病而引起的肾衰竭占第一位。

肾脏的功能

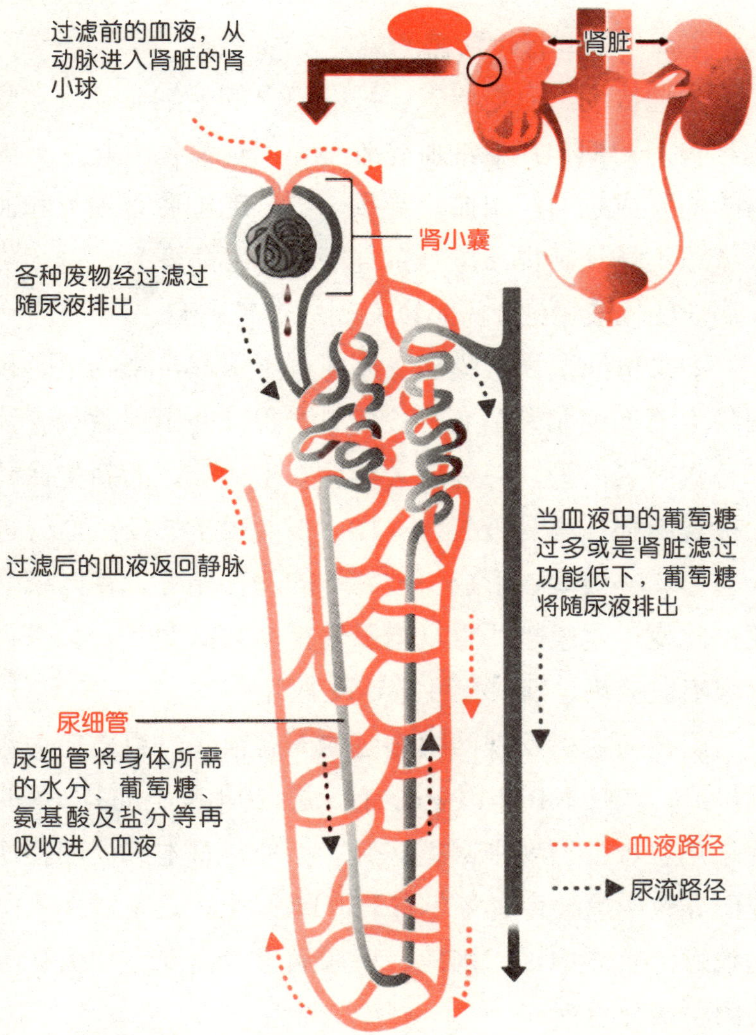
过滤前的血液，从动脉进入肾脏的肾小球
肾脏
肾小囊
各种废物经过滤过随尿液排出
当血液中的葡萄糖过多或是肾脏滤过功能低下，葡萄糖将随尿液排出
过滤后的血液返回静脉
尿细管
尿细管将身体所需的水分、葡萄糖、氨基酸及盐分等再吸收进入血液
血液路径
尿流路径

糖尿病视网膜病变——中途致盲的重要原因

光通过晶状体在视网膜上成像（相当于照相机里的感光底片）。视网膜之所以能正确成像，主要依靠上面的毛细血管为其提供所需的氧气和营养。

长期持续高血糖状态，视网膜上的毛细血管就会受到损害。初期，在毛细血管管壁上出现瘤样突起（毛细血管瘤）或是引起出血，导致一部分毛细血管梗死和血液流通不畅且出现白斑（单纯型视网膜病变）。这个阶段病理变化较轻微，不足以对视力产生影响。

如果单纯型视网膜病变期间再不引起重视的话，视网膜上的毛细血管出血将会变得严重，并出现破裂。为了替代破裂血管，旁边就会形成新生血管，而新生血管又极其脆弱且容易破裂。这样，视网膜上的新生血管进入“形成—破裂，形成—破裂”的恶性循环，视网膜病变由此变得越来越严重（增殖性视网膜病变）。如果再出现出血症状，则很有可能导致失明。

因糖尿病引发视网膜病变的人有很多，根据相关数据报道，在日本10年以上的有25%、20年以上的有70%的糖尿病患者会出现视网膜病变。另外，日本因视网膜病变而导致中途致盲者每年有3 500人以上，这是成年人中途致盲的首要原因，因此，糖尿病患者需要定期前往医院眼科接受检查。

糖尿病是中途致盲的首要原因

眼睛和照相机的结构相似

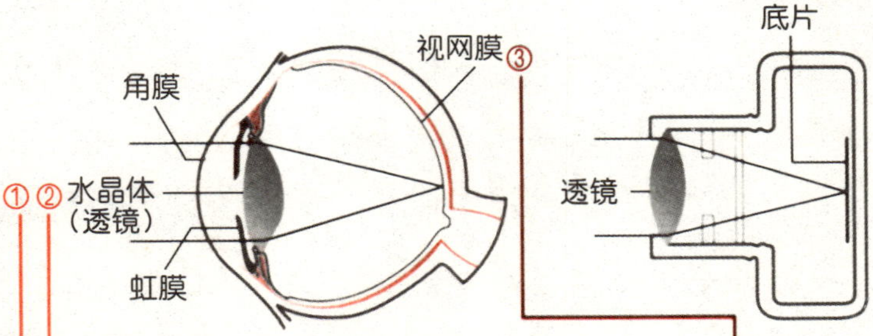

① ② ③

拍摄好照片（看清外界）的条件

对准焦点　　透镜（水晶体）透明度高　　底片（视网膜）质量好

糖尿病长期持续高血糖状态

白内障　　视网膜病变

失明的危险性！！

糖尿病引起的高血糖状态，导致“透镜”和“底片”的质量下降，使得不能拍摄较好的“照片”，甚至还会出现无法“拍照”的状态（失明）

糖尿病神经障碍——早期症状

神经障碍和肾病、视网膜症一起被称为糖尿病的三大并发症，相比其他两个症状，神经障碍更早地出现在很多糖尿病患者身上，且发生率最高。

持续高血糖状态下，末梢神经出现病变，导致各种神经障碍。神经障碍多从四肢末端开始，如手脚感觉寒冷、麻木，膝盖以下出现疼痛等。虽说糖尿病的初期阶段并发症并不十分明显，但神经障碍很多情况下很早就能感知到。

神经组织损伤加剧到一定程度后，疼痛和麻木感就会消失，这经常被患者误以为是病情已经得到控制了。或是当碰到脚被鞋磨破、皮肤微创时，因为感觉不到疼痛，就容易置之不管。由于糖尿病的存在，创伤感染严重久治不愈者还可能导致截肢的严重后果。日本每年因糖尿病引起足坏疽症最后截肢的达3 000人以上。

还有一点需要注意的是，糖尿病还会引起自主神经障碍，如阴茎勃起障碍就属于其中的一种。不管怎样，不能放过手脚麻木等细小信号。幸运的是，糖尿病神经障碍出现在糖尿病初期阶段，患者可以尽早开始接受治疗。

糖尿病还会侵犯末梢神经

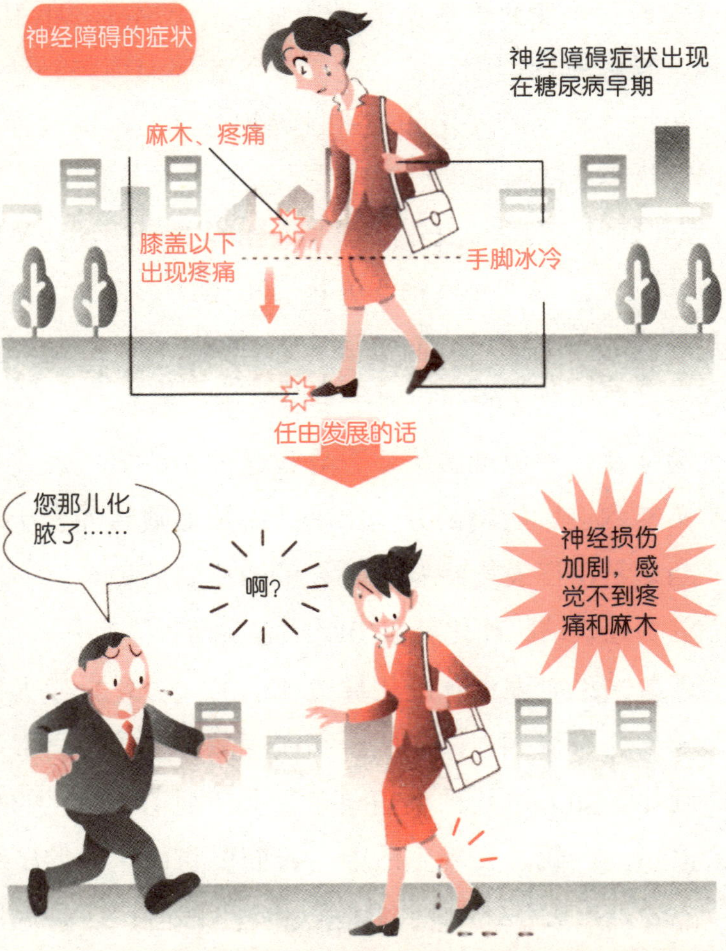

脚部受伤，因感觉不到疼痛而被搁置，可能导致足坏疽

大血管病变——提前10年到来的动脉硬化

长期高血糖不仅引起微血管病变，还会损伤大动脉（大血管病变）。典型情况是血管壁受损部分胆固醇堆积，导致血管内腔狭窄，血管变得脆弱而引起动脉硬化。虽说这种动脉硬化的演进过程相当复杂，但最近相关理论已经能清晰地进行解释了。

动脉硬化是随着人年龄增长而出现的血管疾病。即使是健康人，一过40岁很多人也会出现动脉硬化，只不过是程度的不同而已。而糖尿病患者则不同，相比健康人群，糖尿病患者的动脉硬化至少提前了10年。

动脉硬化促成动脉堵塞，导致血液中的氧气和营养物质不能到达被堵塞部分，出现组织缺血缺氧而发生坏死。当这种情况发生在脑内时，就造成“脑梗死”。同样心脏的冠状动脉硬化就会出现“心肌梗死”。

糖尿病患者因动脉硬化导致死亡的人数是普通人群的2～3倍。糖尿病、高血脂、高血压和肥胖等都会引起动脉硬化，如果这几种疾病同时患上，则动脉硬化的概率会倍增。因此，日常生活中，我们要将血压收缩压和舒张压分别维持在130毫米汞柱和80毫米汞柱以下，保持总胆固醇和低密度脂蛋白胆固醇（俗称坏胆固醇）不到11.1毫克/升和6.7毫克/升。

为何出现动脉硬化

相比健康人群，糖尿病患者提前10年出现动脉硬化

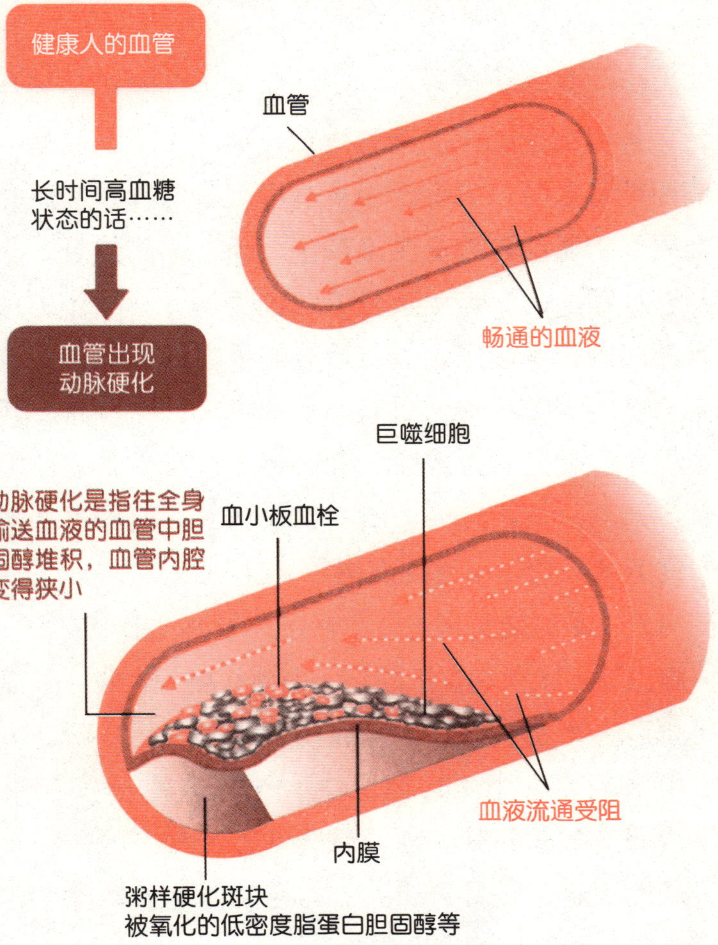

“酮症酸中毒昏睡”——耽误治疗则后果严重

我想大家已经认识到了糖尿病并发症的严重性，前面所谈到的很多都是因为长期患有糖尿病而引发的慢性并发症。另外，这里还有一种很恐怖的急性并发症——“酮症酸中毒昏睡”。

当体内胰岛素严重不足时，血液中的葡萄糖无法进入到各种组织细胞中而大量堆积在血液中，当细胞内没有葡萄糖可用时，只好动用、分解大量储存在肝脏和脂肪组织中的脂肪，来提供维持生命所必需的热量。脂肪在分解过程中，会产生大量的酸性物质——酮体。这些物质在体内积累起来，加上原有的高血糖，就会影响身体内环境的酸碱平衡，引起酮症酸中毒。这种状态长期持续的话，就会导致昏睡。而引起酮症酸中毒的原因主要有注射胰岛素治疗的中断、暴饮暴食、精神上和肉体上的过劳及因感染引发的高热等。

另外，1 型糖尿病患者在治疗过程中，出现感冒、恶心、腹泻等症状引起食欲缺乏，而停止摄入食物，从而中断胰岛素注射，这种情况也会引起酮症酸中毒昏睡。

出现酮症酸中毒昏睡后，如果不及时治疗后果将不堪设想。放任不管的话，就会从昏睡状态进入脱水状态，从而引起急性肾衰竭和心力衰竭。这种情况下，必须紧急联系糖尿病治疗机构。

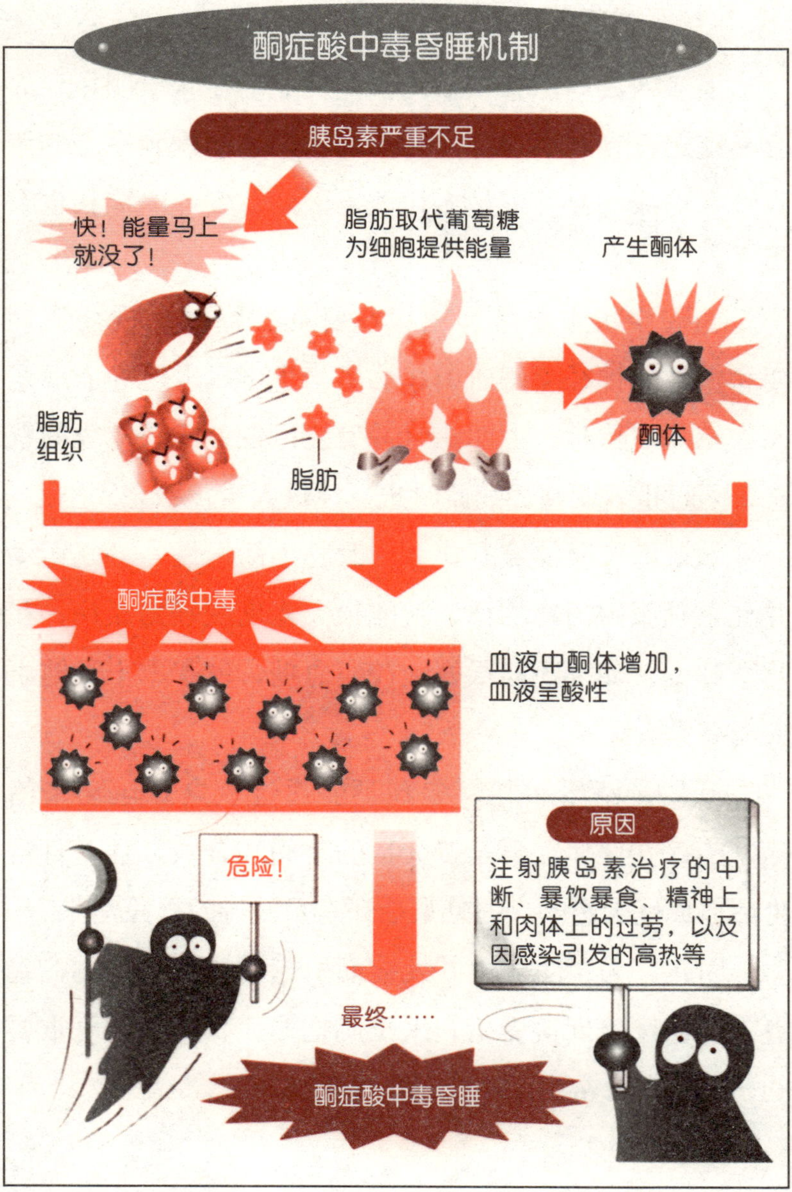
酮症酸中毒昏睡机制
胰岛素严重不足
快！能量马上就没了！
脂肪取代葡萄糖为细胞提供能量
产生酮体
脂肪组织
脂肪
酮体
酮症酸中毒
血液中酮体增加，血液呈酸性
危险！
原因
注射胰岛素治疗的中断、暴饮暴食、精神上和肉体上的过劳，以及因感染引发的高热等
最终……
酮症酸中毒昏睡

将糖尿病并发症扼杀在萌芽状态

很多糖尿病患者初期由于并发症的症状不明显，而容易疏忽，直到出现并发症的症状，才意识到事态的严重性。糖尿病并发症呈多样性，因此并发症的症状也有很多。

这些症状主要是因糖尿病肾病、糖尿病视网膜病变和糖尿病神经障碍所引起的。当患者本人已经能够意识到相关症状时，说明此时并发症已经处于较严重的状态，同时也表明糖尿病此时也已经进入重症状态。

如果患者能够控制饮食、改善生活习惯、加强运动并且正确服用药物的话，就能很大程度减轻糖尿病，在此基础上，如果还能很好地控制血糖，就基本上和健康人没有太大区别。

但是，糖尿病并发症则不能通过饮食和运动来治疗，治疗并发症需要花费大量的时间和金钱，且对日常生活造成巨大影响，并且最后还有可能导致严重后果。

因此，为了防止因并发症而引起的糖尿病加剧，患者需要通过定期接受检查来正确把握症状，当然更重要的还是要在日常生活中控制好血糖。

因并发症引起的自觉症状

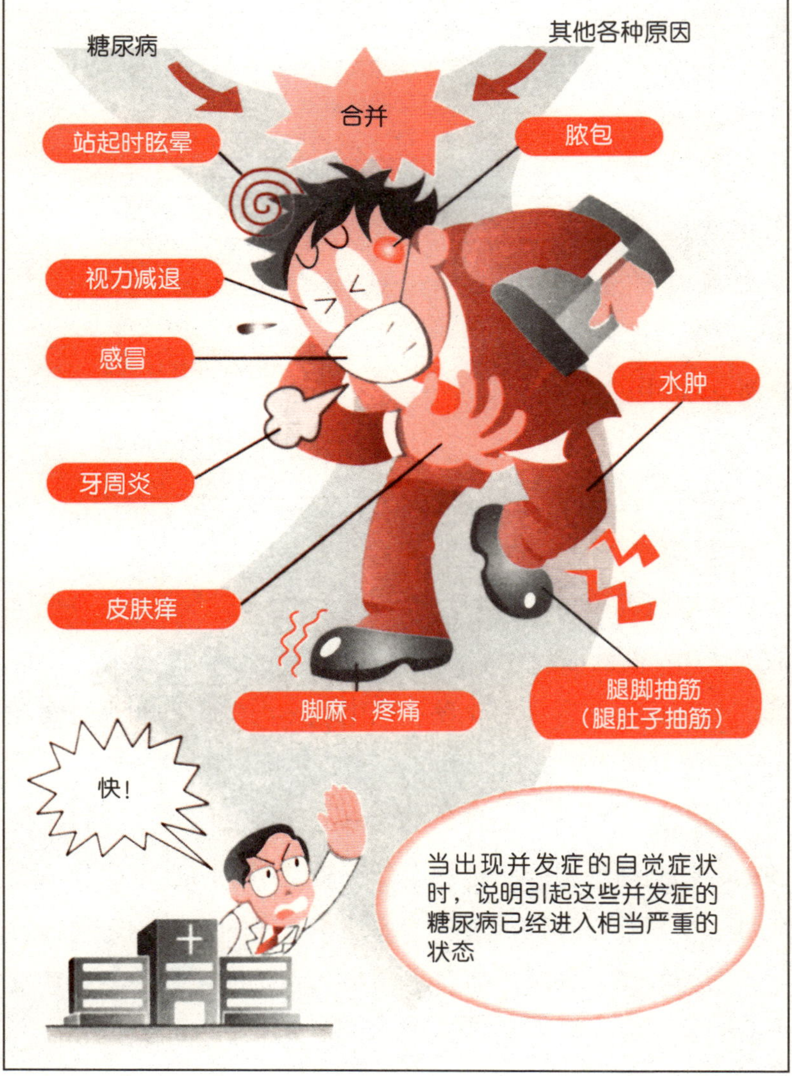

专栏2 代谢综合征的真面目

一直以来，糖尿病、高血压、高血脂三者之间关系密切，最近医学上把上述病症同时存在的情况称作“代谢（Metabolic）综合征”。在日本成立了“代谢综合征诊断基准研究委员会”，由专业医生确定了“代谢综合征”的定义和诊断基准。

代谢综合征的诊断基准		
内脏积存脂肪		
腰围	男性85厘米以上	
	女性90厘米以上	
内脏脂肪面积 男女都相当于100 cm^2		
除了上面的数据，另外还具有以下2项以上数据		
高甘油三酯血症		1.7毫摩/升以上
而且/或者		
低HDL胆固醇血症		0.46毫摩/升以下
		男女共通
收缩压		130毫米汞柱以上
而且/或者		
舒张压		85毫米汞柱以上
空腹时高血糖		6.1毫摩/升以上
代谢综合征诊断基准研究委员会		

糖尿病、高血压等这些疾病引起体内的糖分和脂肪功能出现异常（代谢异常），从而导致“代谢综合征”。

这些因生活习惯而导致的疾病有一些共同点：肥胖，特别是内脏脂肪型肥胖。再加上没有特别明显的自觉症状从而耽误了早期治疗。但是这几种疾病相互影响就会加速动脉硬化，引起脑梗死、脑出血、心绞痛和心肌梗死等一系列危及生命的重大疾病。

第3章

糖尿病的诊断基准

正确掌握糖尿病的状态

自我检测尿糖

为了预防糖尿病并将血糖控制在正常范围，需要自行掌握身体状况。如通过自我检测尿糖，即使不去医院，也能正确掌握糖尿病的病情。

尿糖检测的操作如下图所示，尿糖检测不同于血糖值检测，它没有采血时的疼痛，也不需花费太多时间，操作简单，是自行管理糖尿病的最佳方式。如果空腹时能检测出尿糖的话，那说明血糖值已经相当高了。

但是，也有一些特殊情况，那就是即使检测出尿糖，血糖值还是较低。或者血糖值很高，但检测不出尿糖。也就是说，尿糖值的高低并不一定反应在血糖值上。

虽说存在上面这些特殊情况，但通过尿糖检测还是能大概估计出血糖控制的状况。特别是血糖值变化不明显的糖尿病患者，尿糖值和血糖值存在一定关联，只要定期（如每天早上饭后）且在相同身体状态下检测尿糖就可以了。

作为 2 型糖尿病患者，自我尿糖检测可以说是一种必要的糖尿病自我管理方式。

简易尿糖检测法

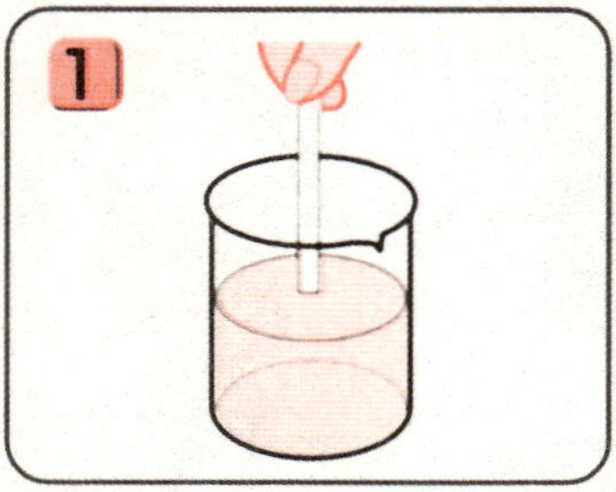

将尿糖试纸浸入盛有新鲜尿液的清洁容器内，即刻取出（不得已的情况下，可以一边排尿一边将试纸浸湿，这种情况也需要在浸湿后立刻离开尿流）

顺容器边缘取出试纸，除去多余的尿液

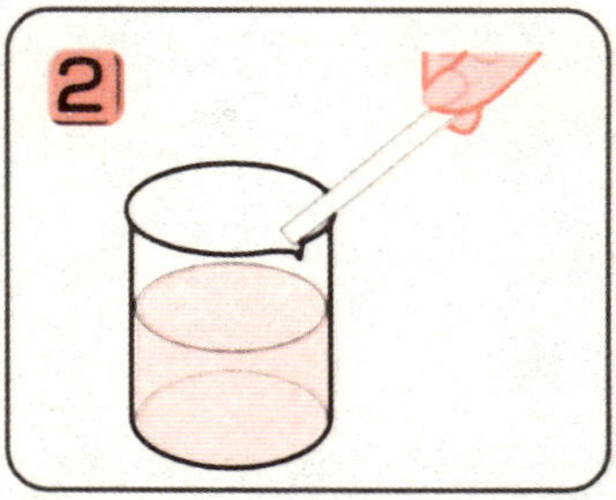

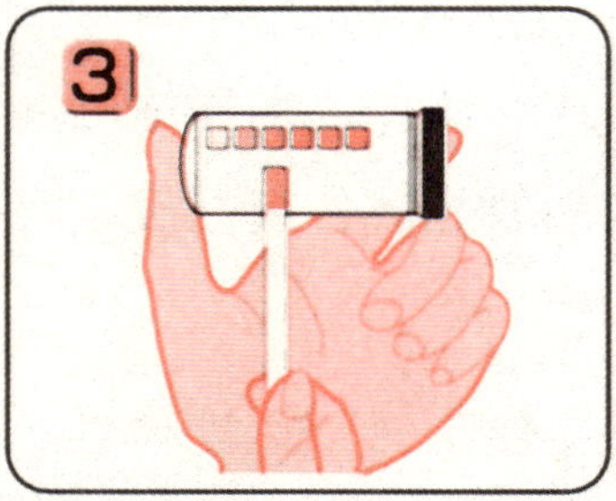

取出试纸，稍待片刻，与标准比色板对照观察颜色，以确定尿糖的含量

※试纸在药房有售

早饭前检测尿糖时，需要提前20～30分钟将膀胱中储存的尿液排尽，然后在检测时再排尿取尿液。接受正确治疗后，检测尿糖时应采用饭后1～2小时的尿液为佳，因为饭前的尿液中往往不含糖分

体重测量是糖尿病自我管理的基础

糖尿病的自我管理过程中，体重测量是最简单易行且具有重要意义的管理方式。之前我们谈到肥胖是糖尿病的天敌。很多情况下如父母亲或（外）祖父母中有人患有糖尿病，即使本人当前并没有患上糖尿病，随着体重增加也会出现轻微糖尿病症状。减肥并非易事，且一患上糖尿病后治疗相当麻烦。因此在这之前控制体重是相当重要的。

患有 2 型糖尿病的患者，以及处在临界状态的糖尿病预备军，需要在日常生活中尽量将血糖值控制在正常范围内。为此，需要有效控制体重，不能过度肥胖，很多处在临界状态的人群会因为肥胖而患上糖尿病。

每天测量体重成为判断食物疗法和运动疗法进展情况的重要指标。糖尿病患者有必要养成每天在规定时间（早上起床时）测量体重的习惯。

但是对于糖尿病患者来说，体重并非是越轻越好。相反，当体重突然下降，有可能还会导致病情恶化。在这种情况下，必须尽快找主治医生商量。

肥胖糖尿病患者的当务之急——减肥

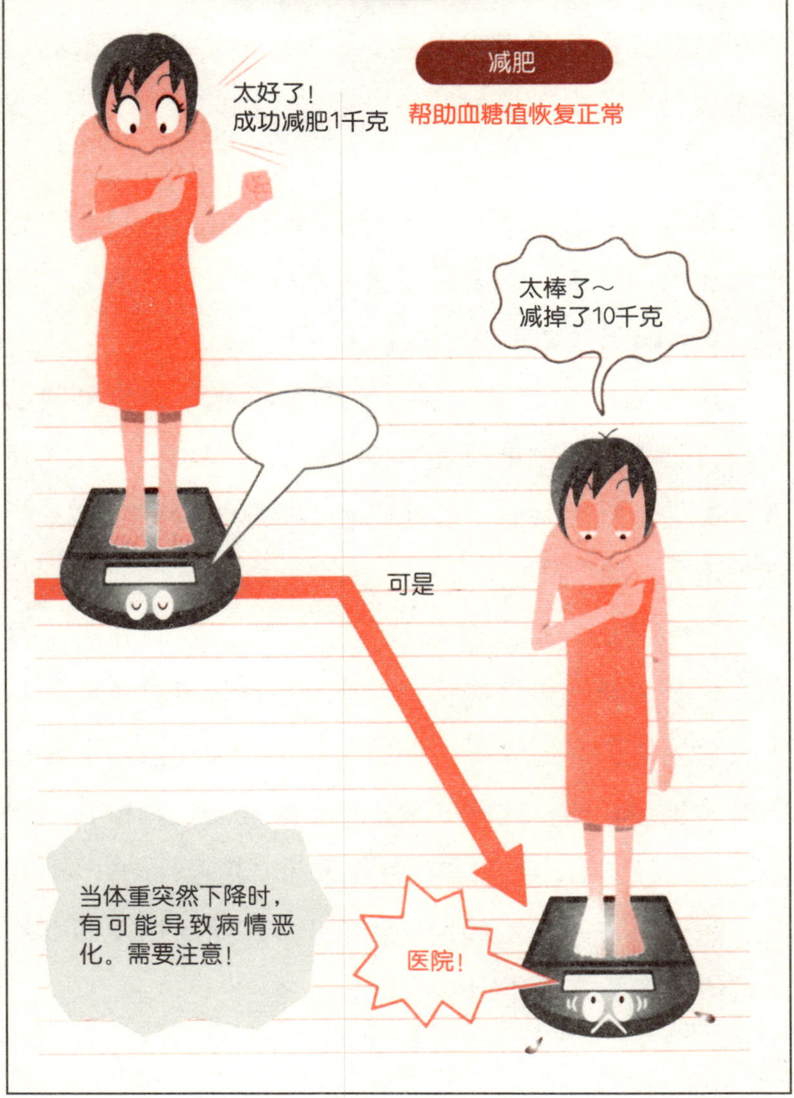

降低血糖的捷径——消除肥胖

虽说 2 型糖尿病的治疗以食物和运动疗法为主，但对于肥胖糖尿病患者来说首要任务还是要消除肥胖，当减肥成功后，血糖值就回到了正常范围的患者也不在少数。

相比正常体重的人，较肥胖者食量相对较大，饭后血糖值出现大幅度上升，另外两顿饭之间还经常吃零食，这样就导致血糖值一直居高不下。

血糖值持续走高，胰脏 β 细胞不间断地分泌胰岛素。再加上饭后血糖值过高难以回到正常值，一天到晚 β 细胞处于疲乏状态。长此以往，β 细胞分泌胰岛素的能力也会出现下降。

肥胖者由于摄入食物过量，导致血糖值升高，再加上显著的胰岛素抵抗状态，使得血糖值难以下降；另外，血糖值较高的人群，细胞吸收和代谢血液中葡萄糖的能力也会较弱，这样一来，持续走高的血糖值根本就没有机会降下来。我们称这种现象为“糖毒性”。

超过正常人体重20%的肥胖者，其糖尿病发病率是正常体重人群的3倍以上。

吃得过多和胰岛素分泌的关系

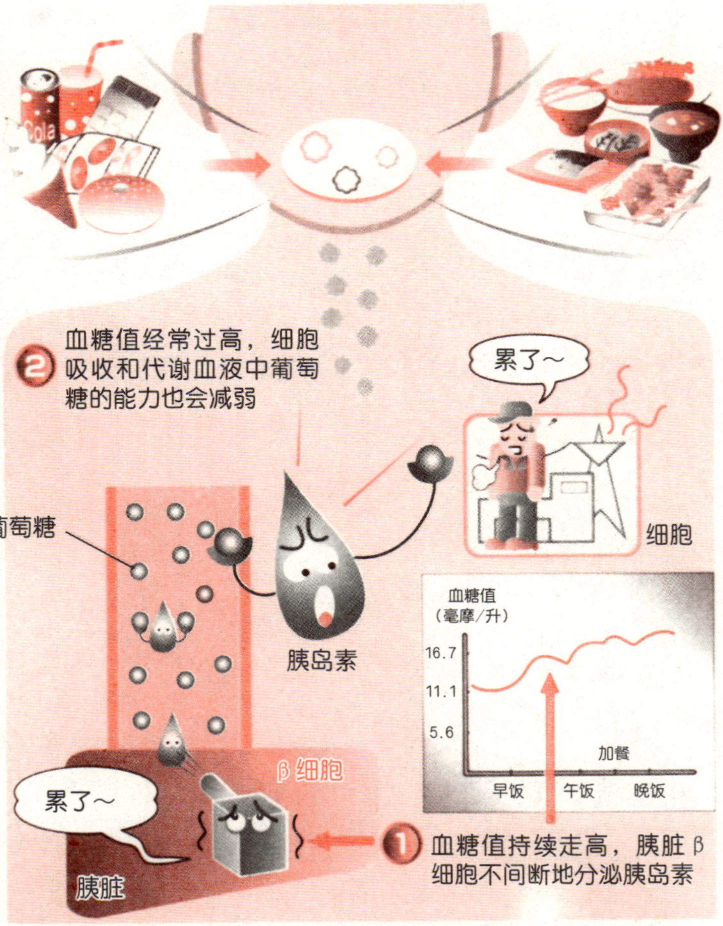

食物摄取过量的人由于β细胞疲乏导致不能正常分泌胰岛素，再加上糖毒性的影响，使得血糖值居高不下

人过四十岁，应每年接受健康诊断

糖尿病预备军、肥胖者（BMI值在25以上）、高血压患者（收缩压140毫米汞柱以上，舒张压90毫米汞柱以上）、有家族糖尿病病史者、运动不足者、40岁以上者、妊娠糖尿病患者，以及生产过巨大儿的女性等这一类人群，都应该接受糖尿病筛查。

已经患上糖尿病的患者虽然血糖值已经进入糖尿病的数值范围，但由于初期阶段自觉症状不明显，几乎不可能通过自觉症状来判断是否为容易患上糖尿病的体质。

因此，我们不能轻率地认为没有自觉症状就等于没有患上糖尿病；相反，很多情况是出现了自觉症状，只是自身完全没有注意到而导致后来患上糖尿病。

现阶段，想要了解自身是否为容易患上糖尿病的体质，只能通过定期检测尿糖值和血糖值。特别是步入中老年后，更容易患上糖尿病。不用说有家族糖尿病病史的人群，就算是没有家族病史的人也一定要进行健康体检。在这里我建议大家，一过40岁，每年要接受一次健康诊断。

定期健康诊断一定要检测饭后的尿糖值和血糖值。当空腹血糖值超过7毫摩/升时，很有可能已经患上了糖尿病，但还需要做进一步检查。

通过健康诊断发现糖尿病

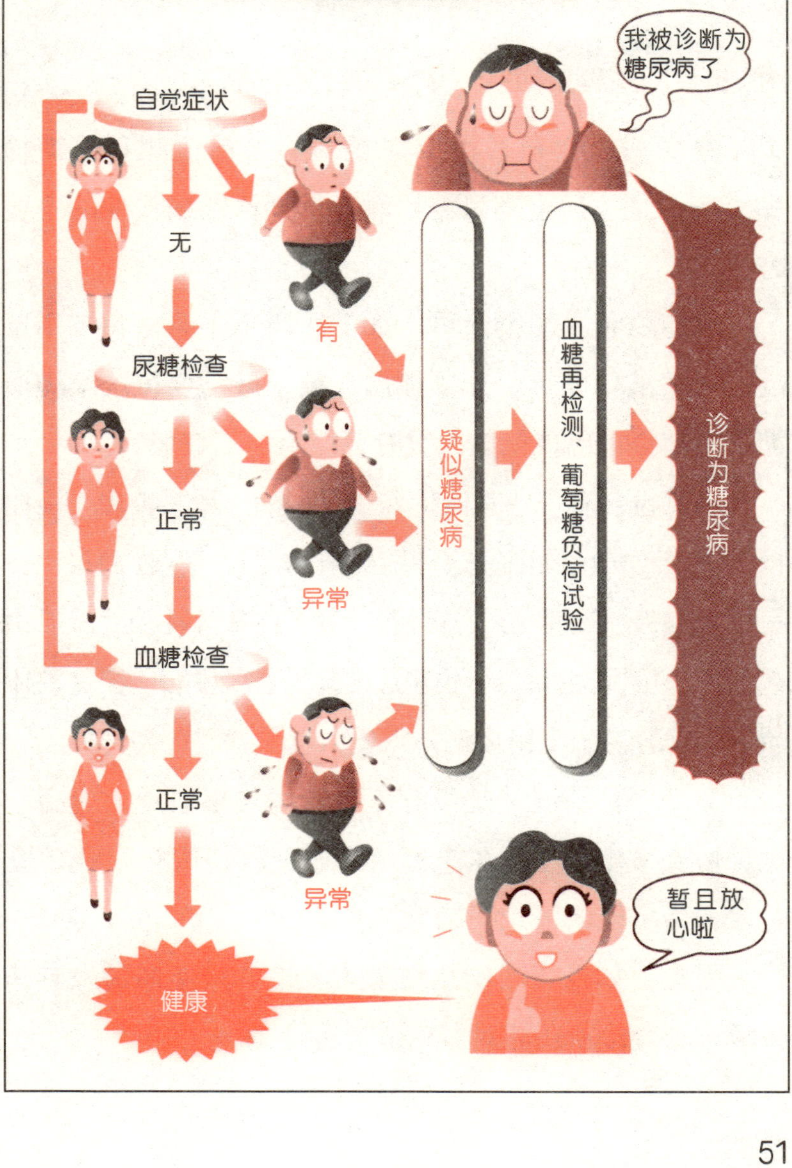

诊断所需的各类检测

将专用尿糖试纸浸入尿液进行尿糖检测

糖尿病检查项目中最重要的为尿糖检测和血糖检测。特别是饭后定期尿糖检测是早期诊断糖尿病的主要方法。

尿糖检测方法很简单，如下图所示，只需将专用试纸浸入尿液中即可。如检测出尿糖，就需要再次检测血糖，血糖值也出现偏高就很有可能患上了糖尿病。

当然也含有一些其他特殊情况，如出现了糖尿，但血糖值仍在正常范围内。这种情况被称之为“肾性糖尿”，是指在血糖浓度正常的情况下，由于自身肾脏功能减低引起糖尿。虽说这种情况还不能被诊断为糖尿病，但这种体质的人群容易患上糖尿病，需要引起注意。

另外一种情况就是没有出现糖尿，但血糖值偏高，这种情况多出现于老年患者，当血糖值高达8.9毫摩/升时才开始出现糖尿。

因此，如果糖尿检测结果为阳性，只能怀疑患有糖尿病，正确诊断还需对血糖值进行检测。

尿糖和血糖的关系

尿糖检测

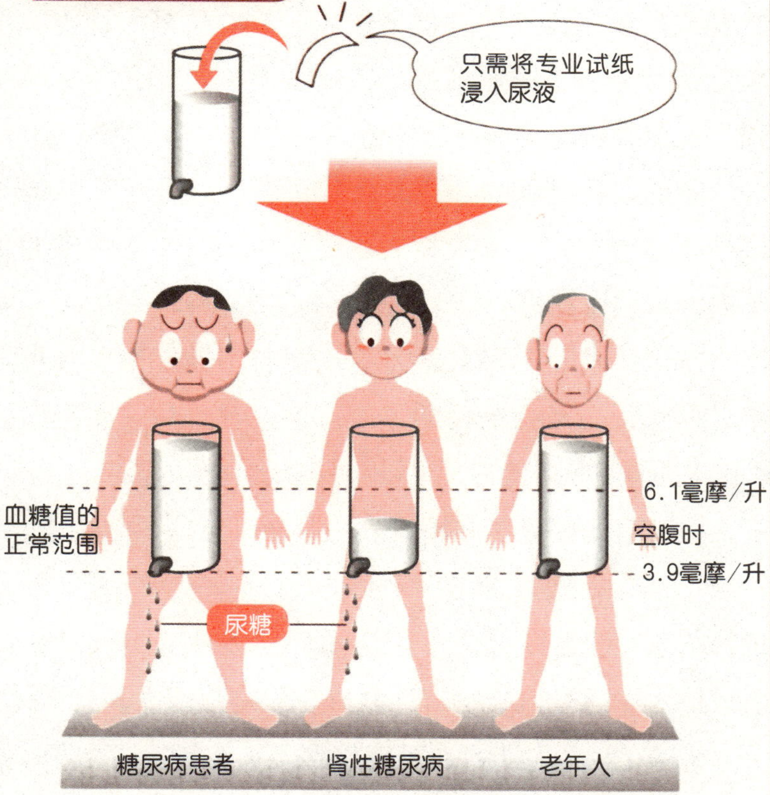

出现糖尿但血糖值在正常范围（肾性糖尿），没有出现糖尿，但血糖值也会较高（老年人等人群），因此不能光检测尿糖值

为了做出正确诊断，还需要检测血糖值

从诊断到治疗，血糖值检测不可缺

血糖值持续走高引起糖尿病。血糖值检测是把握体内血糖状态的重要手段。前面我们介绍了尿糖检测，它具有简单易行且能够捕捉糖尿病危险信号的优点，但血糖状态并不完全通过尿糖值反映出来，作为糖尿病检查，光做尿糖检测还远远不够。

最近，在糖尿病检查及治疗过程中，几乎所有的健康诊断和短期综合体检都会通过采血来检测血液中的葡萄糖含量（血糖值）。

血糖值检测不仅对诊断糖尿病有帮助，对已经患上糖尿病且正在接受治疗的患者来说也是一项重要数据，因为血糖值的高低能够判断血糖的控制与否。由此看来，血糖值的检测贯穿糖尿病的诊断到治疗各个阶段。

正常人空腹血糖值为3.9～6.1毫摩/升，饭后最高也仅为7.8毫摩/升左右，且数据不会发生大的波动，饭前饭后无论何时检测基本都维持在固定范围内。

但是，仅通过1次血糖值检测还不能判断是否患有糖尿病，因为有可能那个检测时间点正好属于正常范围，或者正好碰上异常，这两种偶然性都有可能。为了正确判断是否真正患有糖尿病，还需要择日重新检查。有必要的话可以通过“葡萄糖负荷试验”来更详尽地了解血糖状态。

血糖值检测和糖尿病诊断

血糖检测

通过采血检测血液中的葡萄糖的含量（血糖值）

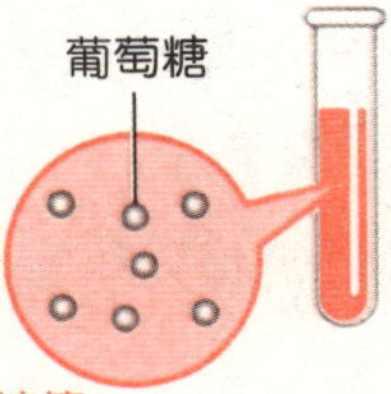

空腹血糖值>7毫摩/升

当空腹血糖超过7毫摩/升，基本可以诊断为糖尿病

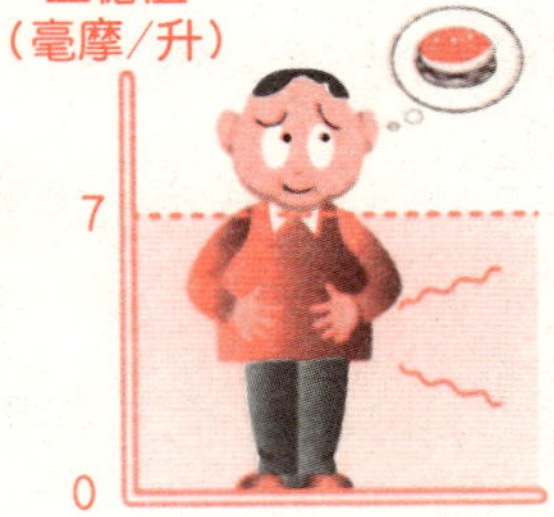

随机血糖值>11.1毫摩/升

当随机血糖值超过11.1毫摩/升，则可以诊断为糖尿病

葡萄糖负荷试验

口服葡萄糖，间隔一定时间分别静脉取血并留取尿液做尿糖定性试验，把握尿糖值和血糖值的变化

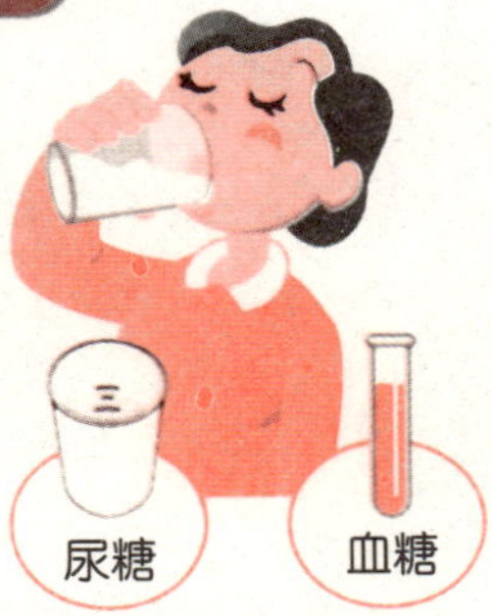

口服葡萄糖2小时后，血糖值>11.1毫摩/升

口服葡萄糖2小时后，血糖值超过11.1毫摩/升，则可以诊断为糖尿病

最后通过问诊了解自觉症状、家族病史和并发症的有无来做出诊断

糖尿病诊断新基准

1994年，日本糖尿病学会发布《糖尿病治疗指南2000》。相比以往的基准，此次新的基准中对诊断糖尿病的数据做了很大改动。如下图所示，由原来的空腹血糖值7.8毫摩/升下调到7毫摩/升。另外，饭后血糖值超过11.1毫摩/升就可以诊断为糖尿病。

血糖值一直处于波动状态，因此仅凭1次检测结果很难就此诊断为糖尿病。除非血糖值高于16.7毫摩/升的极端情况，或是具有糖尿病的自觉症状及视网膜病变等并发症。除此之外，都需要对血糖值进行再检测，当检测结果再次超过基准值时才能诊断为糖尿病。

另外，还有一种诊断方法叫作“75克葡萄糖负荷试验”。即口服75克葡萄糖溶液，2小时后再测量血糖值，检测结果用来诊断糖尿病，当检测数据超过11.1毫摩/升可以诊断为糖尿病。但一般情况下，很少仅依据1次结果来做诊断，而是择日进行再检测，如果持续超过11.1毫摩/升的话，就可以确诊为糖尿病了。

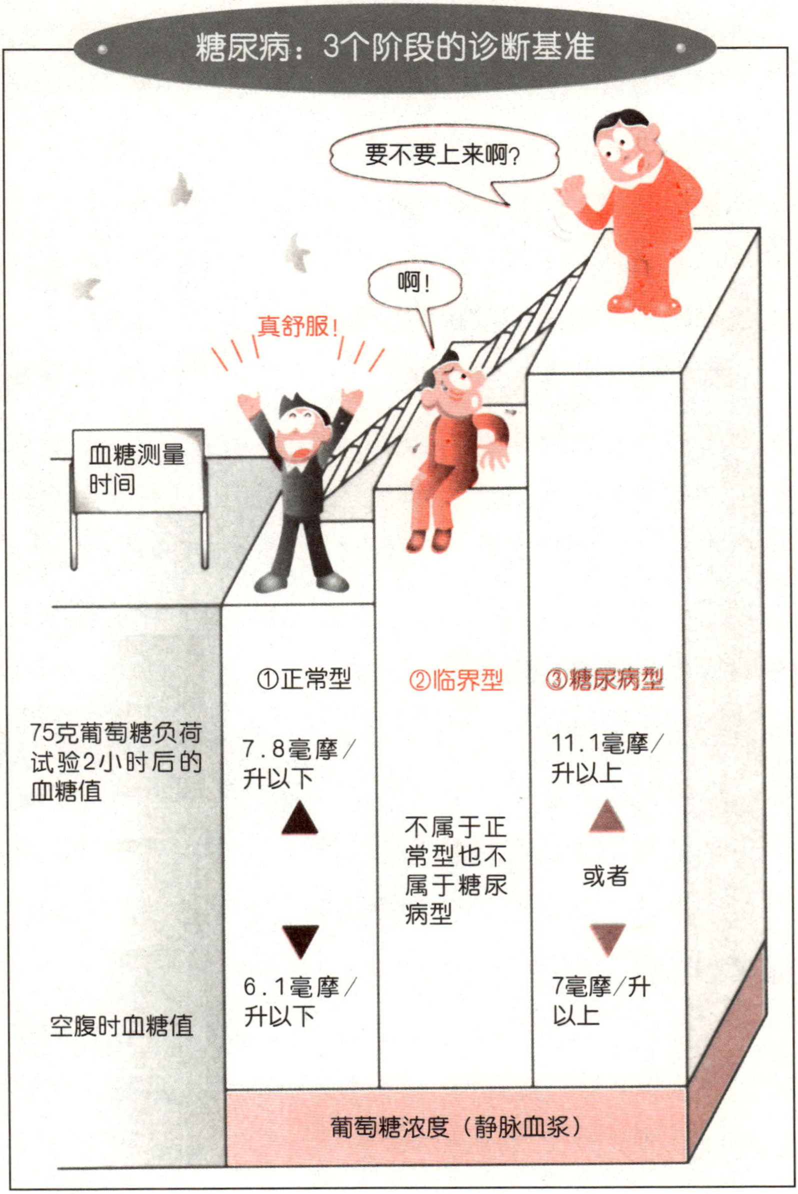
糖尿病：3个阶段的诊断基准
要不要上来啊？
啊！
真舒服！
血糖测量时间
①正常型
②临界型
③糖尿病型
75克葡萄糖负荷试验2小时后的血糖值
7.8毫摩/升以下
不属于正常型也不属于糖尿病型
11.1毫摩/升以上
或者
空腹时血糖值
6.1毫摩/升以下
7毫摩/升以上
葡萄糖浓度（静脉血浆）

"临界型糖尿病"——糖尿病发病率3%～5%

75克葡萄糖负荷试验结果显示正常人和糖尿病患者的血糖值变化情况完全不同（如下页图）。正常人口服葡萄糖溶液后1小时迎来血糖最高值，然后开始下降。而糖尿病患者的血糖值则一直不下降，呈持续增高状态。这也可以作为诊断糖尿病的特征之一。

根据检查结果和血糖值，我们可以将正常人群和糖尿病患者区分开来。但是除此之外，还有一种情况不属于上面提到的任何一个范畴（前一页图中已有介绍）。他们空腹时血糖值为6.1～7毫摩/升，葡萄糖负荷试验2小时后的血糖值为7.8～11.1毫摩/升。我们称这种现象为"临界型糖尿病"。

随着病情的发展，临界型糖尿病可能会向糖尿病转变。据研究报告显示，一年内，有3%～5%的临界型糖尿病患者最终演变成糖尿病患者。因此对于临界型糖尿病患者来说，有必要通过食物疗法和运动疗法消除肥胖，养成良好的生活习惯，以防备糖尿病的发生。

另外，即使最终没有演变成糖尿病的患者，长期持续临界型糖尿病状态也有可能引起并发症。最好在临界期改善生活习惯，将血糖值恢复到正常范围。

对“临界型”放任不管，会引起并发症

一年内，有3%～5%的临界型糖尿病患者最终演变成糖尿病患者

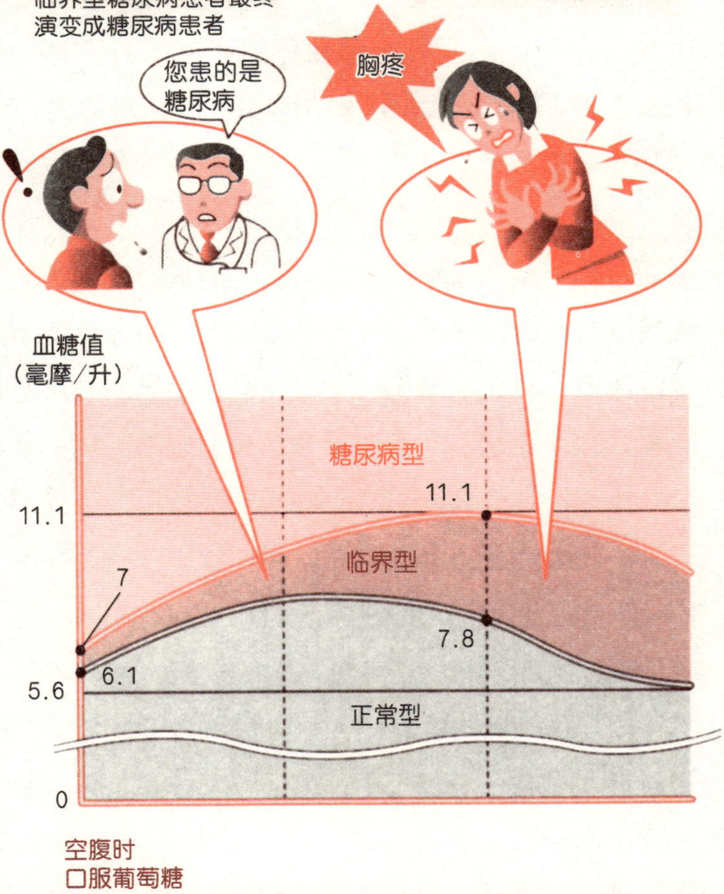

在临界期改善生活习惯，将血糖值恢复到正常范围

妊娠糖尿病——有可能对胎儿造成影响

妊娠期间，为了给胎儿提供充足的营养，孕妇的血糖值可能会出现偏高的现象。怀孕前患有糖尿病的孕妇自然不用说，就连怀孕前健康的女性也有可能在妊娠阶段出现高血糖。这种妊娠前血糖值正常，妊娠期间血糖值较高，产后又恢复到正常的现象，我们称之为“妊娠糖尿病”。

不能因为产后会回到正常就掉以轻心，妊娠糖尿病也有可能会导致流产或早产，及对胎儿造成影响，因此需要严格控制血糖值。另外，还有可能出现产后血糖值不能回到正常范围，由妊娠糖尿病发展成真正糖尿病的情况。

和妊娠糖尿病不同，怀孕前已经患有糖尿病的女性在妊娠期间，特别是妊娠初期需要严格进行血糖值检测，当然也有一些女性在完全没有意识到自身患有糖尿病的情况下怀孕，胎儿也成长较好。但我们不要抱有侥幸心理，应该尽量避免这种状态。患有糖尿病的女性，在准备怀孕之前要到相关医疗机构建立档案，对血糖值进行严格管理。

最严重的是女性糖尿病患者在怀孕前就出现了眼睛、肾脏和神经方面的并发症，随着妊娠和分娩，会导致情况进一步恶化。在这种情况下，怀孕前就需要咨询主治医生。

妊娠糖尿病孕妇如果未能控制好血糖，可能会引起重大危险

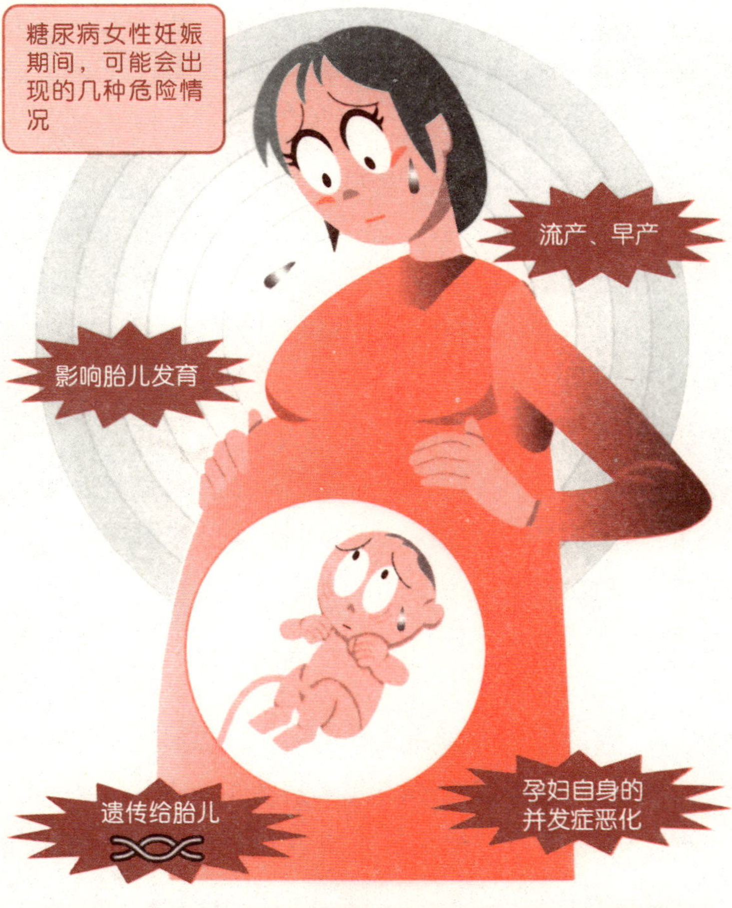

为避免妊娠后的各种风险，需要有计划怀孕。在相关医疗机构建立档案，谨遵医嘱很重要

糖尿病病情的各种检查

糖化血红蛋白、糖化血清白蛋白、1,SAG等血液检查有助于衡量血糖控制的好坏，在必要的情形下，需要做这三项检查。

无论是掌握血糖值的控制情况，还是展开正确的治疗，这三项都是重要参考数据。由于血糖是不断波动的，平日里血糖值一直很高，偶尔一段时间血糖值偏低，碰巧接受血糖检查，就会显示正常数值。再举个极端的例子，接受检查的前几天开始严格控制食物量，做到尽量不摄入糖分。并在前一天几乎绝食，这样检查出来的血糖值也会偏低。

但是，糖化血红蛋白、糖化血清白蛋白、1,SAG等血液检查不会出现以上这些偶然情况。因为它是反映一段时间内的血糖平均值，相比血糖值检查更能准确地掌握血糖控制状态。

糖化血红蛋白是人体血液中红细胞内的血红蛋白（Hb）与血糖结合的产物，即红细胞的血红蛋白中糖基化部分。它被作为长期（大约1个月）衡量血糖控制情况的一项指标。血糖值波动较大，如果在检查的前一天，进行了一些控制，可以得到和正常人几乎相同的数值。而糖化血红蛋白检查则不同，想要显示正常数值，需要近1个月的时间。正常人的糖化血红蛋白值为4.3%～5.5%，如果糖尿病患者的这项数据能够控制在6.5%以下，就表明该患者血糖控制得比较好。糖化血红蛋白数值出现1%的波动，对应血糖值就存在1.94毫摩/升的变动。

糖化血清白蛋白的生成原理和前面谈到的糖化血红蛋白相似，它的数值表示糖化白蛋白（一种蛋白质）在人体血液中所占的比例，是反映过去1～2周平均血糖水平的一项指标，正常为11%～16%。

1,SAG血液检查是通过检测血液中一种类似葡萄糖的物质（1.5 Anhydroglucitol=AG）含量，从而了解近几天的血糖状态，14以上为正常标准值。

糖化血红蛋白值是经常用于衡量血糖控制状态的一项数据。我们在留意饭前饭后血糖值的同时，在血糖控制方面，要朝着下表中显示为“良好”的目标而努力。

通过检查来掌握血糖状态

血糖控制状态	良好	正常		不正常
		勉强正常	不太理想	
HbA1c（糖化血红蛋白）（%）	6.5以下	6.5～7.0	7.0～8.0	8.0以上
饭前血糖值（毫摩/升）	7.2以下	7.2～8.9		8.9以上
饭后2小时的血糖值（毫摩/升）	10以下	10～12.2		12.2以上

通过检查来衡量血糖控制状态，向着各项数据显示为“良好”的目标积极治疗

饮食和运动是治疗糖尿病的基础

糖尿病食谱=健康食谱

糖尿病治疗主要依靠食物疗法。一谈到食物疗法，大家很有可能将它想象成一种特殊的食谱，其实不然，食物疗法就是要求患者饮食营养均衡，不过量。这对平日里吃得过饱或是挑食的人来说，无疑是一种理想的饮食习惯。归根到底，糖尿病食物疗法就是要改变患者不正确的饮食习惯；另外，从健康人群的角度来看，还能预防糖尿病。

不仅如此，糖尿病食物疗法还能预防中风、高血压和高血脂等生活习惯病。因此，不要将其当作是一种负担消极对待，而要看成是一种积极的生活态度。有了这种态度，才能健康长寿，才能在今后的工作、兴趣爱好和旅行过程中不依赖任何人，健康快乐地生活。我希望越来越多的人能够享用这种糖尿病食谱。特别是家里有糖尿病患者的情况下，如果每天每顿饭只有糖尿病患者一个人吃不同的饭菜，时间长了难免也会觉得乏味。所以我建议至少在和糖尿病患者一起用餐时，大家一起来尝一尝糖尿病食谱。

糖尿病在很多情况下具有遗传性，如果家中出现了糖尿病患者，那么其他成员也有可能患上糖尿病。因此，全家人一起养成营养均衡的生活习惯，这不仅能治疗糖尿病，还能预防家庭其他成员患上糖尿病。

运动疗法恢复胰岛素功能

我们会在后面章节里介绍都有哪些运动疗法，这些运动疗法在控制血糖方面发挥着重要作用。

干体力活的人越来越少，汽车普及和随处可见的电梯和手扶电梯，这一切导致很多人缺乏运动。运动不足引起肥胖，肥胖是糖尿病患者数量激增的一大诱因。如果能够坚持长期运动消除肥胖，这不仅能改善糖尿病，还能预防糖尿病。

缺乏运动的人肌肉减少，脂肪增加。而血液中的葡萄糖作为能量消耗主要依靠肌肉，肌肉减少导致血液中的葡萄糖过剩，这样一来血糖值就难以下降。相反，如果能坚持运动锻炼肌肉，那么血液中的葡萄糖就会被消耗，血糖值相应地也就降下来了。

运动后，肌肉细胞通过大量吸收血液中的葡萄糖来摄取所需能量，提高了葡萄糖的利用率。同时血糖也作为能量被消耗，血糖值水平出现下降。最有效是在饭后半小时至1小时，这个时间点的血糖值开始出现上升。另外，运动还会使人精神爽快，缓解压力，从这点来看也可以起到改善糖尿病症状的作用。

糖尿病患者原则上禁止饮酒

酒精饮料是糖尿病的天敌，除了高热量和糖分，它几乎不含其他营养要素。它能刺激人的食欲，使人容易因过食引起肥胖。另外，它还会使人丧失自我约束力，不遵照食物疗法，最终导致血糖值控制情况变差，引发各种并发症。因此，对于糖尿病患者来说原则上禁止饮酒。

当然，如果是血糖值控制较平稳，未采用药物疗法，且没有出现并发症的糖尿病患者，可适当饮用少量含酒精饮料。

任何事情都有两面性，酒也一样。酒能够使社会生活变得丰富多彩，如使人心情愉悦、协调人际关系、推动工作的顺利开展等。现实生活中，有一部分人因各种原因不得不饮酒。但是，只要患上了糖尿病，原则上来说还是应当戒酒。

无论是血糖值正常的人，还是处于糖尿病临界状态的人，都不要过度饮酒。量的多少因人而异，但上限还是需要控制好。每天最多喝2个种类的酒（1中瓶啤酒、2两日本酒或半盅烧酒）。

对于嗜酒如命的人来说这个量可能刚够润湿嘴唇。过度饮酒会导致肝功能受损，虽说极不情愿，还是有很多人为了健康而戒酒。不要因一时贪酒而造成健康亮红灯，爱酒人士一定要注意控制好酒量。

饮酒不利于糖尿病的理由

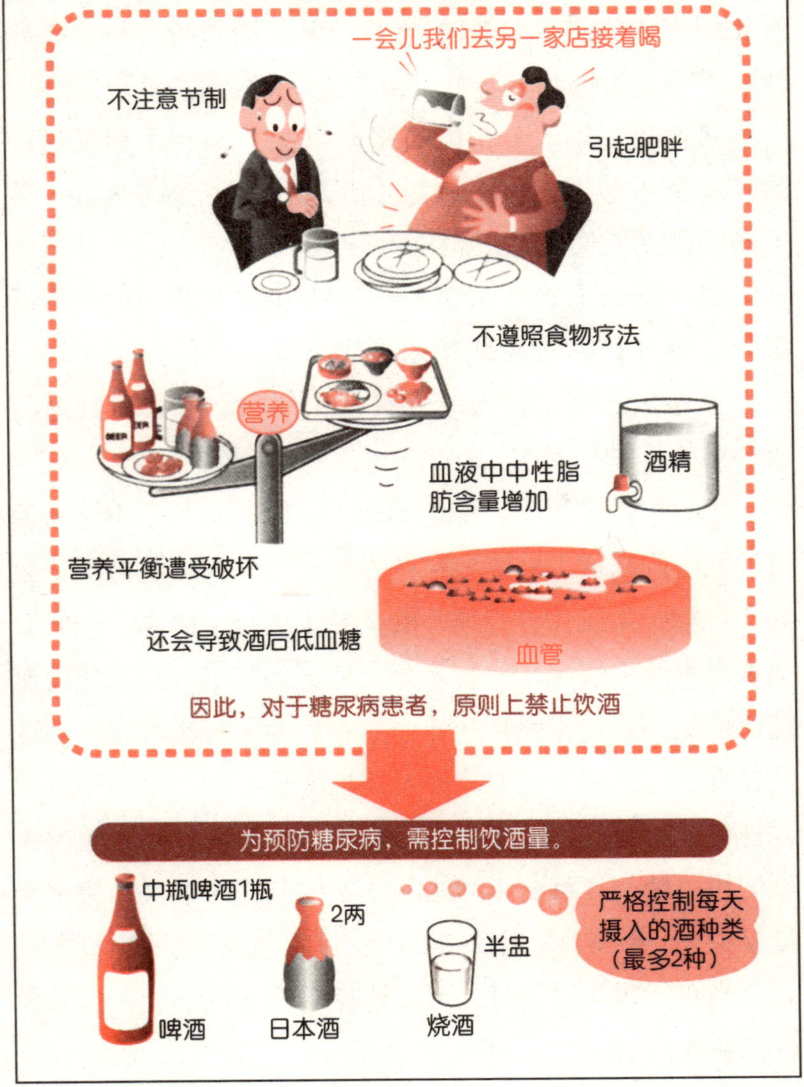

点心为嗜好食品，应控制量

冰激凌、蛋糕、甜面包等点心与我们前面讲到的酒有相似点，它在《食物交换表》中，和酒精饮料、嗜好饮料等一起被归为“嗜好食品”这一类。

《食物交换表》中的“嗜好食品”不利于糖尿病的治疗，摄入前需咨询主治医生。甜点心中含高热量，且里面的白糖能使血糖值急剧上升。

虽说糖尿病食疗法中并没有特别指出哪种食品不能吃，“嗜好食品”会扰乱糖尿病患者的血糖控制状况，原则上还是被禁止摄入的。日常生活中有必要对其进行较严格的控制。

药物疗法过程中，当两顿饭间隔较长，为了不让血糖值过度下降，这期间需要吃些零食。当然，这种情况一般都在主治医生或营养管理师的指导下进行。因此，一般会出现以下两种情况：一是无意识地吃各种点心；二是因血糖值控制不好，不能再吃任何点心。为了防止出现以上这些极端情况，至少需要改掉习惯性吃点心的习惯。不过最近针对这一情况，人们对点心做了一些改良。如冰激凌中不使用白糖，且每支冰激凌的热量控制在80卡（非法定计量单位。1卡=4.184焦），另外还有一些低热量的新式点心。当我们想吃甜食时，可以选择吃这些低热量、含糖量低的新式点心。

吃点心时的注意事项

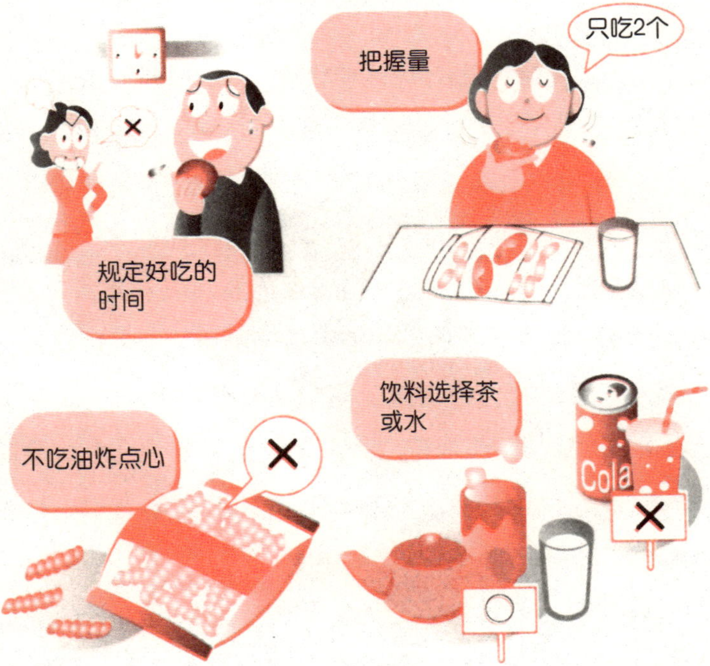

把握量
只吃2个
规定好吃的时间
不吃油炸点心
饮料选择茶或水
Cola

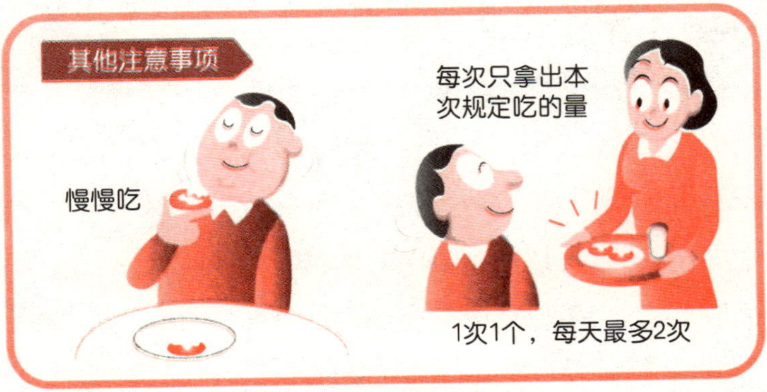

其他注意事项
每次只拿出本次规定吃的量
慢慢吃
1次1个，每天最多2次

专栏3 胰岛细胞移植不是梦

胰岛细胞移植手术是根治1型糖尿病的一种治疗方法。该方法是将提供者胰脏中分离出的β胰岛细胞在局部麻醉状态下，通过点滴方式注射到患者的肝脏门静脉（从肠到肝脏的静脉）。通过移植，β细胞能在患者体内实现正常的胰岛素分泌。

另外一种方法是人工胰脏的使用。胰岛素是胰脏β细胞分泌的激素，血糖值的高低决定人工胰脏分泌的多少。人工胰脏是通过传感来获取血糖值的数据，当血糖值上升，人工胰脏就将胰岛素分泌到血液中。血糖值下降则停止分泌胰岛素。

目前，床边型人工胰脏（第2代）已经开始投入临床使用，且正在规划第3代携带型人工胰脏的产品化和临床使用。今后大学研究机构和企业还将一起对植入人体内的“植入型人工胰脏”进行研究和开发。

在近期内，通过携带型人工胰脏或植入型人工胰脏，能够实现较长时间地将糖尿病患者血糖值控制在理想范围内，从而提高患者的生活质量。

后续阶段，大学研究机构将对生物人工胰脏开展研究。生物人工胰脏是通过生物技术使功能不全的胰岛β细胞（分泌胰岛素的细胞）的一部分实现再生。旨在让植入体内的生物人工胰脏分泌出胰岛素并调节血糖值的高低。该研究目前还处在动物实验阶段，有望得到突破。

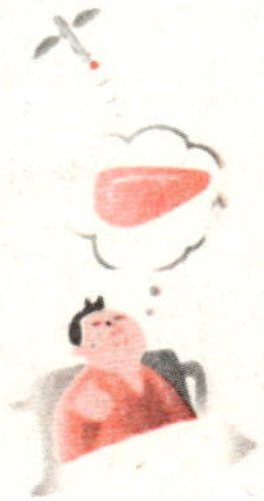

第4章

饮食疗法是关键

《食物交换表》是饮食治疗的法宝

饮食疗法的“三大基本原则”

饮食治疗是糖尿病综合治疗的关键，一听到饮食疗法，可能大家首先联想到的是医院那味同嚼蜡的饭菜，其实不然。饮食疗法是营养全面、非常健康的食谱，不但适合糖尿病患者，同样适合健康人群。为了有效实施饮食疗法，需要严格遵守以下三大原则，遵守这三大原则绝非难事。

1.不要过食

糖尿病患者的胰岛素功能下降，如果一旦过食容易导致血糖值再创新高。日常生活中，需要严格遵照主治医生或营养管理师的意见，控制每日摄入的总热量。

2.营养均衡

控制每日摄入的总热量固然重要，保持饮食营养均衡也不容小觑，否则等于前功尽弃。因此，在控制总热量的前提下，要保持各营养元素的均衡。这是饮食疗法的秘诀所在。

3.饮食规律

饮食不规律会使β细胞分泌胰岛素的节奏出现紊乱，从而影响血糖值。另外，不规律饮食还是导致肥胖的诱因。

饮食治疗的三大原则

1 不要过食

严格遵守规定的总热量

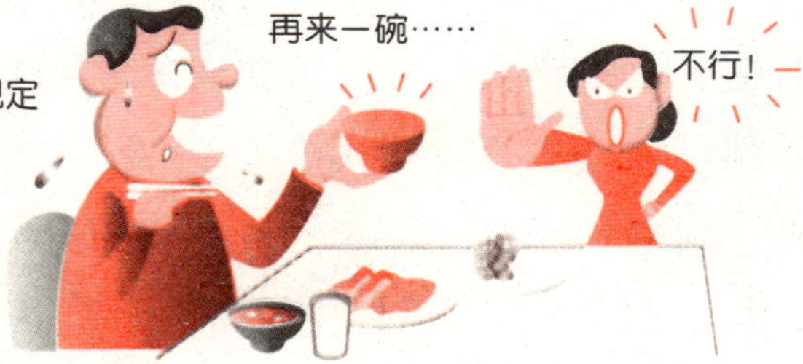

2 营养均衡

除了总热量，还要注意营养是否均衡

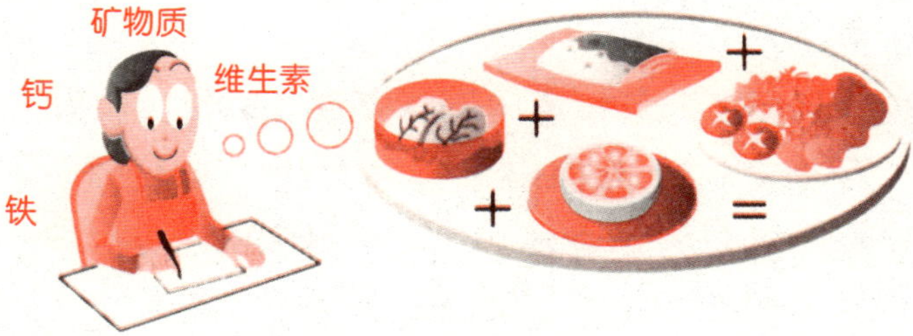

3 饮食规律

改变不规律的饮食习惯

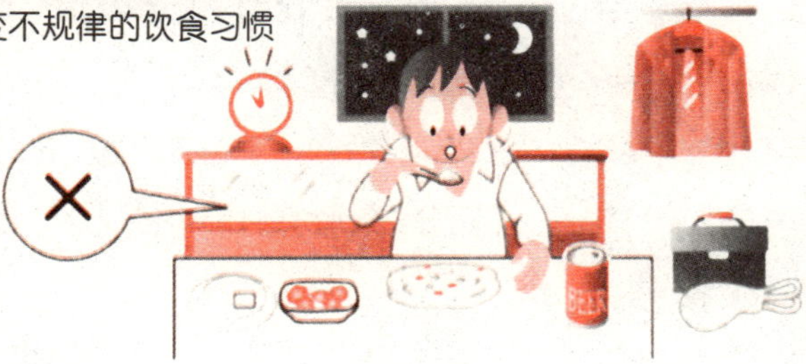

巧妙利用《食物交换表》

饮食疗法的第一步是了解每种食物中含多少热量，以及包括哪些营养元素。记住所有食物几乎是不可能的，《食物交换表》在该领域发挥着重要作用。《食物交换表》的全称为《适用于糖尿病食物疗法的食物交换表（第6版）》（日本糖尿病学会编/日本糖尿病协会，文光堂出版），该交换表具有以下三大特征。

1.以80千卡为一食品交换单位或交换份

《食物交换表》中，不是以“千卡”为单位来进行加减运算，而是把总热卡折算成食品交换份（总热卡÷80=份为单位的热量），这样接下来的营养计算就变得简便多了。

2.列出了一单位或一份各类食品的相应质量

食物交换表中列出了每种食物一单位或一份的相应质量，针对常见食物，还会具体量化（如一个、一片等）。这样在购买食材或准备饭菜过程中，能轻松把握食物的量。

3.按照营养元素类别对食物进行分类

将含类似营养元素的食物归为一类，常见食物总共被划分为六大类。每日每类食物的摄入总量是一定的，只要遵守这个预先设定的量就能自动获得适合糖尿病患者的健康食谱。

要管理好饮食，《食物交换表》不可缺少。

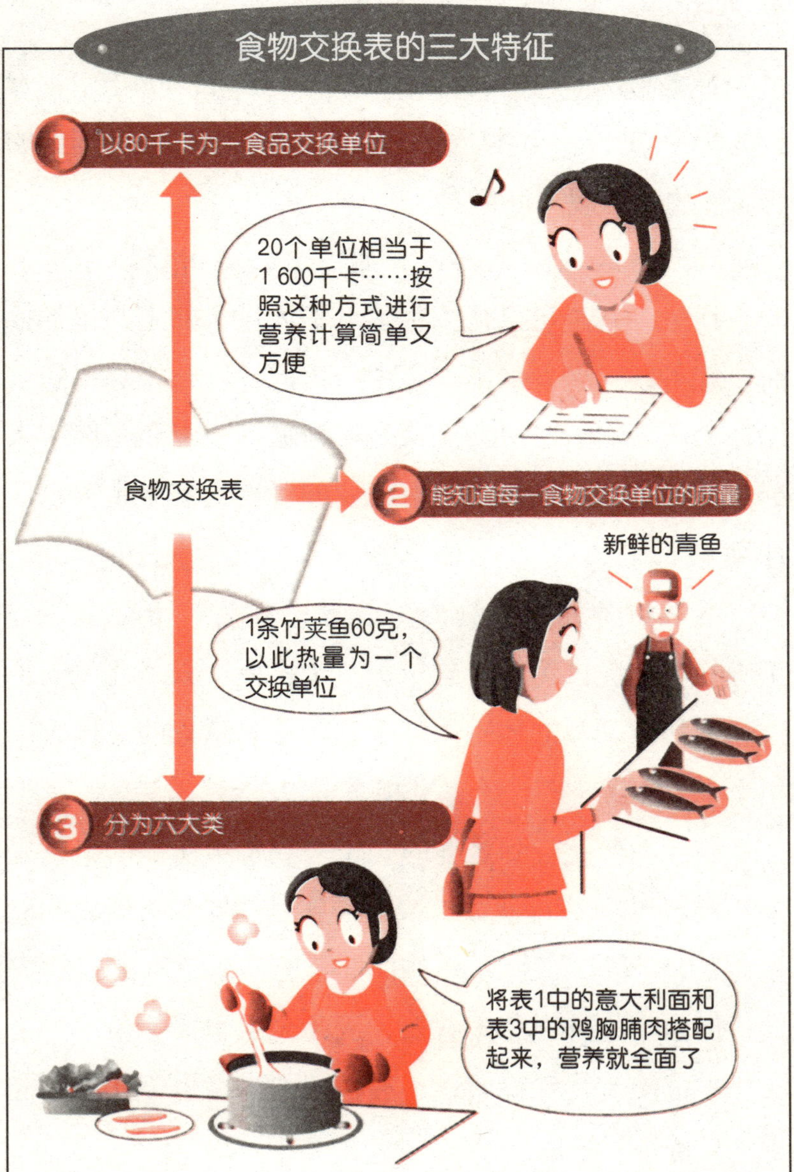
食物交换表的三大特征
1 以80千卡为一食品交换单位
20个单位相当于1 600千卡……按照这种方式进行营养计算简单又方便
食物交换表
2 能知道每一食物交换单位的质量
新鲜的青鱼
1条竹荚鱼60克，以此热量为一个交换单位
3 分为六大类
将表1中的意大利面和表3中的鸡胸脯肉搭配起来，营养就全面了

您知道您每天需要多少卡路里吗?

日本男性平均每天所需卡路里大约为2 000千卡，女性为1 600千卡。当然，受身高及日常生活方式等要素的影响，也会出现不同情况。

我们可以认为肥胖者和血糖值较高者获取了过量的卡路里，甚至可以认为很多日本人摄入的卡路里都偏高。您可以根据本书第97页中给出的计算公式算出您自己每天所需的卡路里。无论是对糖尿病患者还是健康人群，这种计算方式都是很有必要的。请大家一定为自己计算一下。

本书将营养学谈到的“热量”称为“卡路里”，正确的名称应该为“能量”。“卡路里”只是能量的单位。例如，“我的体重为65千克”这句话里的“体重”相当于“能量”，“千克”相当于“千卡”。

经常我们能听到这样的句子“我每天所需的卡路里为2 000千卡”，而正确的表达应该是“我每天所需的能量为2 000千卡”。后者中的“能量”是正确的表达方式，但由于这种说法不普遍，因此大家习惯于前一种说法。本书除有特殊说明，一般都用“卡路里”代替“能量”来进行表述。

了解每种食物1个交换单位的质量

饮食疗法过程中，需要掌握所有摄入食物的卡路里量。

如果将“千卡”为单位的大数字直接拿来进行加减计算的话，难免会觉得麻烦。而使用食物交换表的话就能避免这类问题，食物交换表中将80千卡定为1个交换单位，如1 600千卡就等同于20个交换单位。转换之后的加减运算则简单易行多了。

1个交换单位=80千卡，它相当于1个鸡蛋（50克）或1片鱼（80克）所含的热量。这和我们每次摄入的量较接近，因此把握这类食物的量相对较容易。

但是，很多种类的蔬菜卡路里量都较低。如果将每种蔬菜1个交换单位（80千卡）的热量一一换算克数，恐怕数值较大。因此，针对蔬菜，我们采取另外一种方法，即各种蔬菜加起来300克，热量设定为1个交换单位（80千卡）。

食物交换表中给出的数值一般是可食部分的质量，而有些食物本身还有一部分可能不能吃（如表皮等），它的质量也包含在所显示数值里。例如，一个苹果，除去表皮和核，可食部分的重量大约为150克，这相当于1个交换单位的热量，而食物交换表中作为参考值给出的则为180克=1个交换单位的热量。这种情况下还需要我们自己正确掌握可食部分的质量。

根据营养成分将所有食物分为六大类

食物交换表最大的特点是按照营养成分的不同将所有食物划分六大类。各种营养成分的特征如下：

1.糖分为主的食物——表1和表2（Ⅰ群）

表1为谷类、薯类，以及含糖多的蔬菜和果实豆类（大豆及其制品除外），表2为水果类。表1、表2中的食物以糖分为主，人每日摄取卡路里中55%～60%为糖分。

2.蛋白质为主的食物——表3和表4（Ⅱ群）

表3为瘦肉类和禽鱼肉蛋豆制品（豆腐、纳豆）、奶酪等。表4为牛奶、酸奶及脱脂牛奶等乳制品（奶酪除外）。

3.脂肪为主的食物——表5（Ⅲ群）

表5主要为含脂肪较多的食物，如植物油、猪油、黄油、人造黄油等。除此之外还包括花生、炸土豆片、腌肉等脂肪含量较高的高脂肪性食物。

4.维生素、矿物质为主的食物——表6（Ⅳ群）

表6为含维生素、矿物质较多的食物，如蔬菜、海藻、蘑菇、魔芋等。

将食物分成六大类，简单明了

糖分为主的食物（Ⅰ群）	表1	●谷物　●薯类 ●含糖多的蔬菜 ●豆类（大豆除外）
	表2	●水果类
蛋白质为主的食物（Ⅱ群）	表3	●鱼　●肉 ●蛋、奶酪 ●大豆及其制品
	表4	●牛奶和乳制品 （奶酪除外）
脂肪为主的食物（Ⅲ群）	表5	●油脂 ●高脂肪性食物
维生素、矿物质为主的食物（Ⅳ群）	表6	●蔬菜（除含糖较多的蔬菜） ●海藻　●蘑菇 ●魔芋

表1：主食（米饭、面）、薯类、南瓜等

接下来我们来看一下每个分类中都包含了哪些食物。

糖分为主的食物含米饭、面包等主食和含糖较多的薯类、南瓜等，以及豆类（大豆除外）。具体包括米饭、年糕、素面包、羊角面包、乌冬面、荞麦面、意大利面、粉丝、薄脆饼干、玉米片、小麦粉、芋头、土豆、红薯、南瓜、莲藕、玉米、栗子、青豌豆、蚕豆、红豆、斑豆等。

煮熟后的米饭50克为1个交换单位，大约小碗的半碗，一顿饭吃一碗米饭，相当于摄入了2个交换单位的热量。

薯类、豆类（大豆除外）、南瓜、玉米等不属于蔬菜类，而是和米饭一样被划到表1。按照医嘱，糖尿病饮食疗法的患者在一般情况下，一顿饭摄入2个交换单位的主食（米饭、面包等）再加上1个交换单位的薯类、土豆、南瓜等。当一天的摄入热量被严格控制在1 200千卡左右，如果吃了薯类、土豆和南瓜等食品，那么要从米饭、面包等主食中扣除相应的热量。比如，菜里面已经含有煮南瓜，米饭就要减少，减少的量就相当于煮南瓜所含有的卡路里。

含糖较多的主食

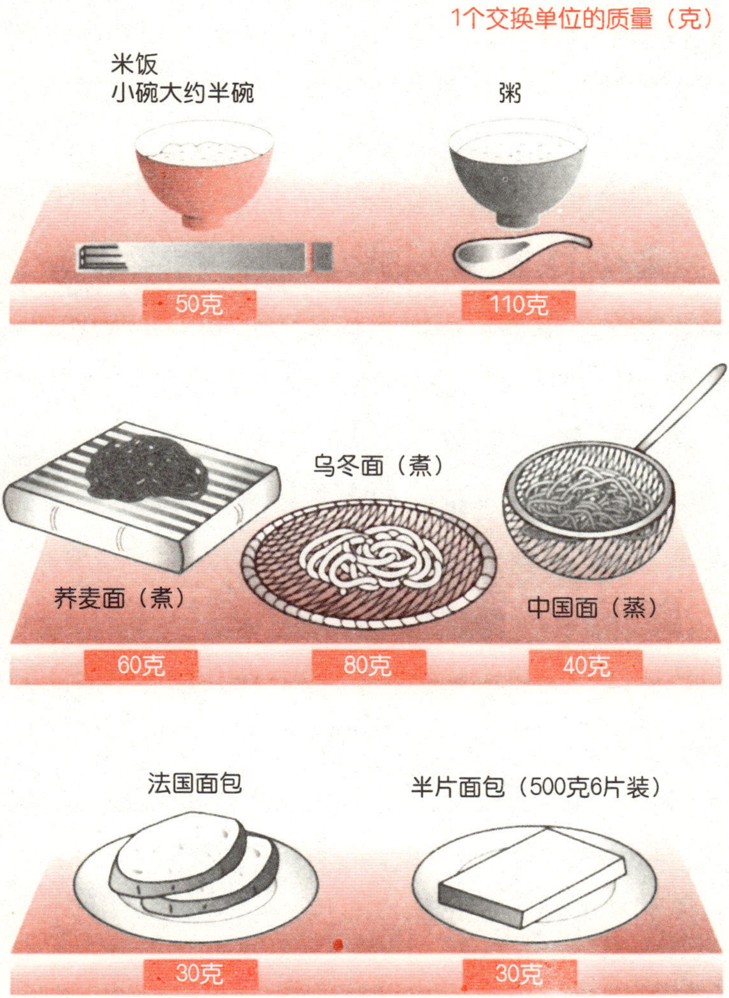

《适用于糖尿病食物疗法的食物交换表（第6版）》日本糖尿病学会编，
日本糖尿病协会/文光堂，2002年发行

表2：水果

水果单独成一体系，主要含糖分，除了糖分以外，还含有很多维生素、矿物质及食物纤维等，因此没和米饭、面包等归到一个表中。同时，也没有和蔬菜划分在一起，是因为相比蔬菜，水果所含糖分较多。

表2主要包含以下一些水果：草莓、西瓜、无花果、柑橘类（爱媛县产橘子、葡萄柚、酸橙、脐橙、八朔橘、柚子、柑橘、柠檬）、梨、枇杷、香瓜、甜瓜、桃、柿子、猕猴桃、樱桃、油桃、菠萝、番木瓜、葡萄、洋李、洋梨、苹果、香蕉、芒果等。

另外，我们这里提到的水果必须和水果干、水果罐头等嗜好食品（糖尿病治疗期间，不推荐）区分开来。

有关水果的质量有两种记录方式：一是仅可食部分1个交换单位的质量；二是含表皮和核的质量。例如，1个交换单位=200克剥皮柑橘=270克含皮和籽儿柑橘，数量大约为2个。1个交换单位=100克剥皮香蕉=170克未剥皮香蕉，数量1根，粗细中等。

水果热量较高，不能过食，1天最好摄入1个交换单位的量。

含丰富维生素和矿物质的水果类

1个交换单位的质量（g）

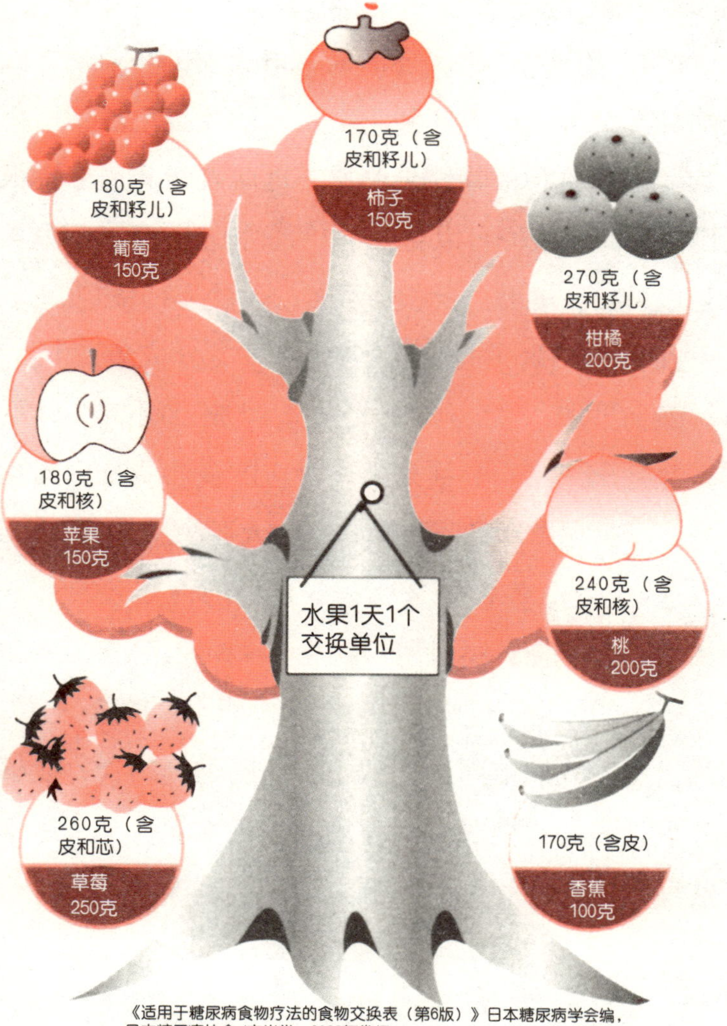

《适用于糖尿病食物疗法的食物交换表（第6版）》日本糖尿病学会编，日本糖尿病协会/文光堂，2002年发行

表3：蛋白质为主的食物

表3和表4为含蛋白质为主的食物，表3主要含瘦肉类、禽鱼肉、蛋、大豆和豆制品。

表3中的食物种类众多，根据其含有的蛋白质，以及油的种类又可以分成几种小类别。同为蛋白质，又分为动物性蛋白质和植物性蛋白质，这两者营养成分有很大区别。因此，我们可以将表3中的食物进一步进行分类，分为鱼贝类、禽类、蛋和奶酪类、大豆类4个种类。

食物交换表中按照品种将鱼贝类分成鱼、贝、墨鱼、章鱼、虾、蟹、鱼贝干、水产加工制品、鱼贝罐头，并列出了每个交换单位所对应的食物质量。而且，还列出了肉和肉制品、蛋和奶酪、大豆和豆制品。

这4类食品各自都含有一些重要的营养元素，日常生活中，我们应该尽量每一种营养都摄入一点。实在不行，至少能够均匀地摄入植物性和动物性的营养元素。

当然，我们前面也提到了，相同类别的食物能够交换，但还是要避免长时间食用同一种类的食品。尽量多一些种类，这样营养才能全面。

蛋白质为主的食物：①鱼类和贝类

1个交换单位的质量（克）

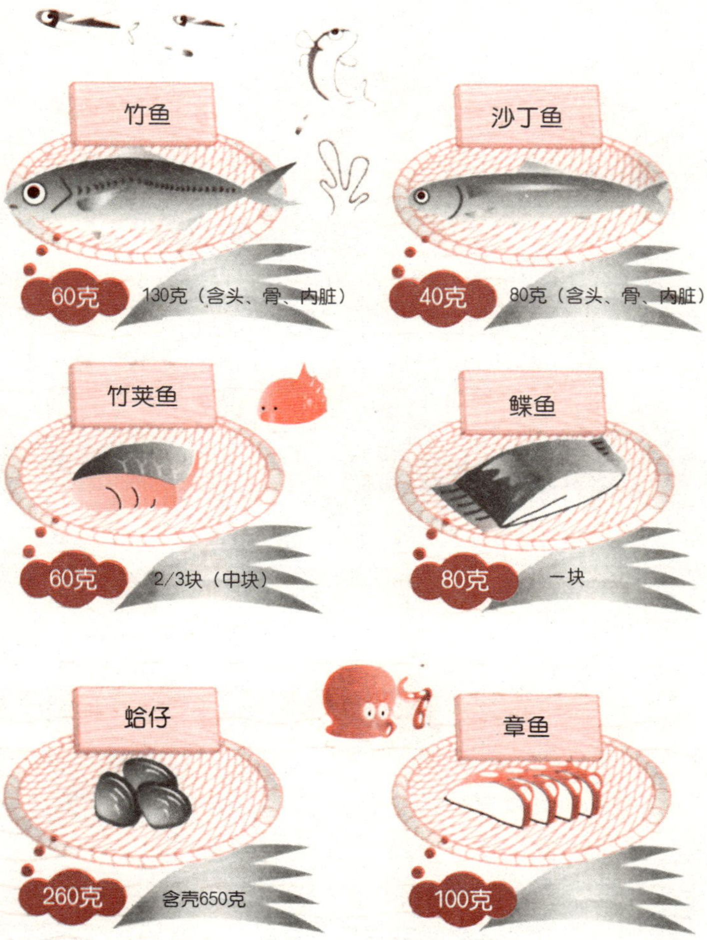

《适用于糖尿病食物疗法的食物交换表（第6版）》日本糖尿病学会编，日本糖尿病协会/文光堂，2002年发行

含蛋白质食物：②肉类

1个交换单位的质量（克）

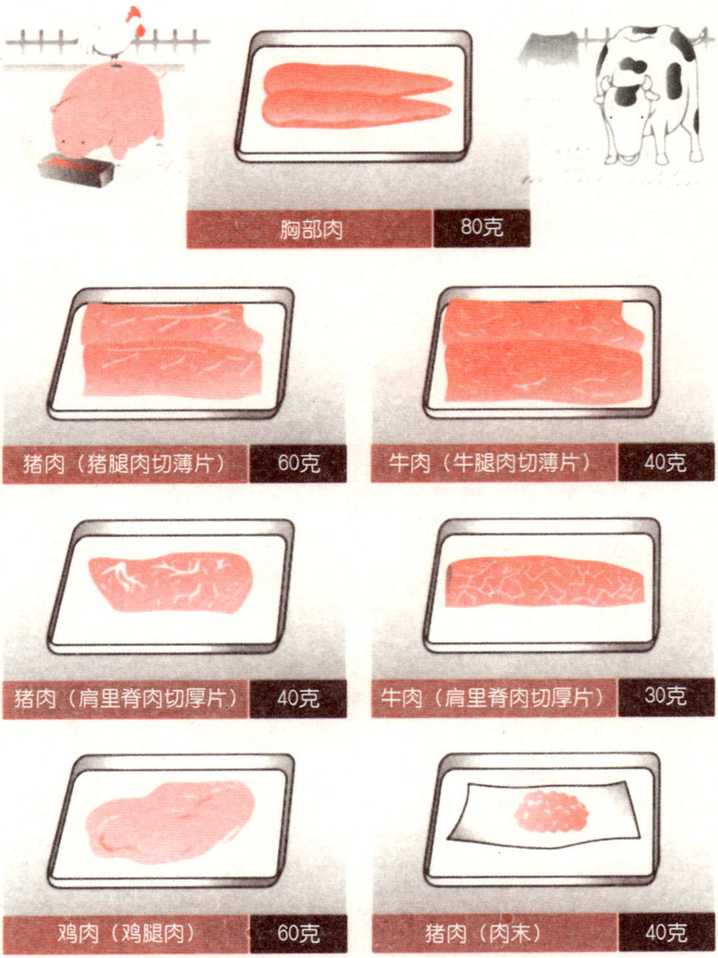

《适用于糖尿病食物疗法的食物交换表（第6版）》日本糖尿病学会编，日本糖尿病协会/文光堂，2002年发行

含蛋白质食物：③大豆、蛋、奶酪

1个交换单位的质量（克）

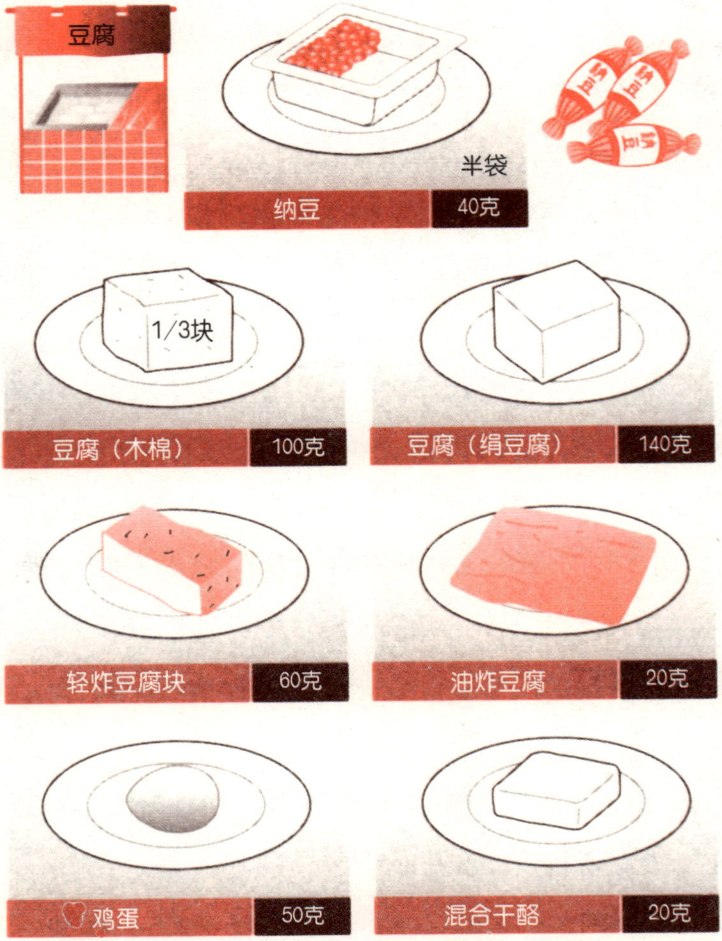

《适用于糖尿病食物疗法的食物交换表（第6版）》日本糖尿病学会编，
日本糖尿病协会/文光堂，2002年发行

表4：牛奶及乳制品

牛奶和乳制品也含较多蛋白质，没有和鱼、肉、豆制品等分在表3，因为牛奶和乳制品中除了蛋白质还含有较多维生素、矿物质、脂肪及丰富的钙质。婴儿主要以表4的食品为主，可以说表4为综合性营养食品。

牛奶有一大优点是可以直接饮用，不需要花费烹饪时间。另外，表4除了普通牛奶，还包括低脂肪牛奶、纯牛奶、酸奶、无糖炼乳、脱脂奶粉等。这里提醒大家注意的是，同为乳制品的奶酪并没有归入表4。

奶酪作为乳制品很容易被误以为属于表4，其实它的营养成分和牛奶有很大不同。奶酪中含糖少，而蛋白质和脂肪较多，因此和鱼、肉、豆制品等一起被划分到表3。对牛奶过敏的人如果想通过奶酪获得表4中的营养元素恐怕行不通。另外，豆奶（1个交换单位130克）也被分在表4，需要注意的是，相比牛奶，豆奶所含钙质较少。

因此，表4中的食品不适合对牛奶过敏的人。这种情况下，需要咨询主治医生或营养管理师。

含有丰富的钙质牛奶及乳制品

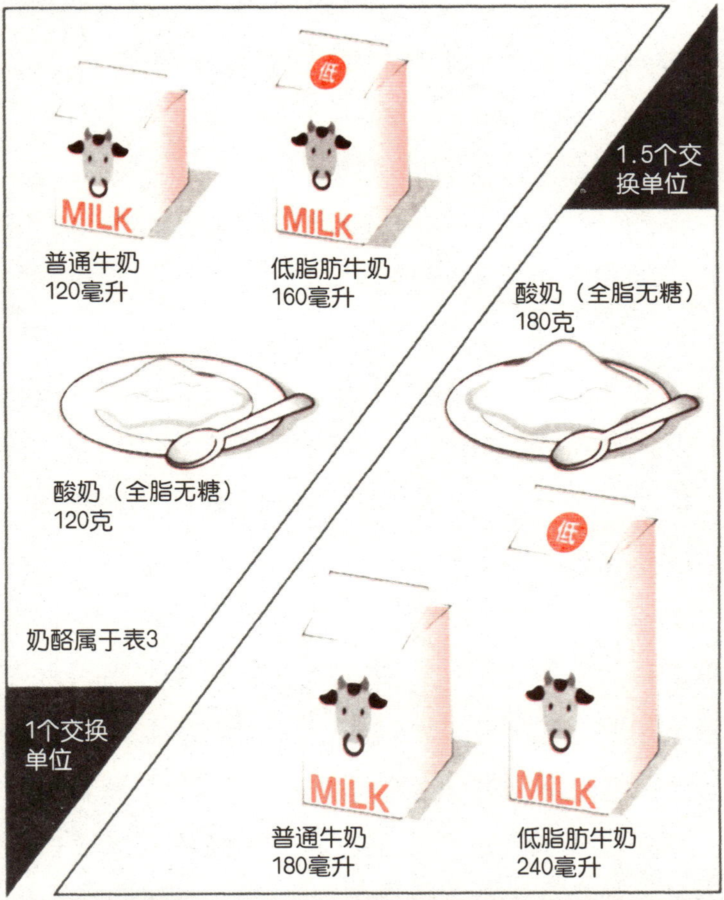

从表4开始，通常每日的摄入量改为1.5个交换单位。

《适用于糖尿病食物疗法的食物交换表（第6版）》日本糖尿病学会编，日本糖尿病协会/文光堂，2002年发行

表5：油脂类及高脂肪性食物

表5中食物含脂肪较多，分为油脂类和高脂肪类。其特点为数量少但热量高。对于正在接受糖尿病食物疗法的患者来说，不能多食表5中的食物。植物油、人造黄油、黄油、猪油等，顾名思义都属于油脂类食物，这很好理解。问题是高脂肪性食物，有时候容易混淆。

高脂肪性食物，如鳄梨、奶油奶酪、鲜奶油、猪五花肉、腌肉、意大利香肠、杏仁、芝麻、花生黄油、炸土豆片、核桃等。这些食物虽然听起来并不含“脂肪”二字，但实际上含有较多脂肪。即使是很少的量也相当于1个交换单位的卡路里，如炸土豆片仅需要15克。炸土豆片的原材料是土豆，容易被误认为是表1中的食物。其实它的卡路里相当高，被划分为“嗜好食品”。

另外，猪五花肉、腌肉的40%，杏仁和花生等果实类食品的55%均为脂肪。核桃也含有较多油脂。也许有人会有这样的疑问：栗子属于表1，为什么核桃同样作为树上的果实就属于表5呢？这是因为1个交换单位的热量，栗子需要50克（可食部分），而核桃只需要10克。且营养成分也完全不同。油脂类及高脂肪性食物，即使是少量其卡路里也很高，因此日常生活中食用这类食物时，需要养成使用计量勺或天平秤的习惯。

高卡路里的油脂类及高脂肪性食物

1个交换单位的质量（克）

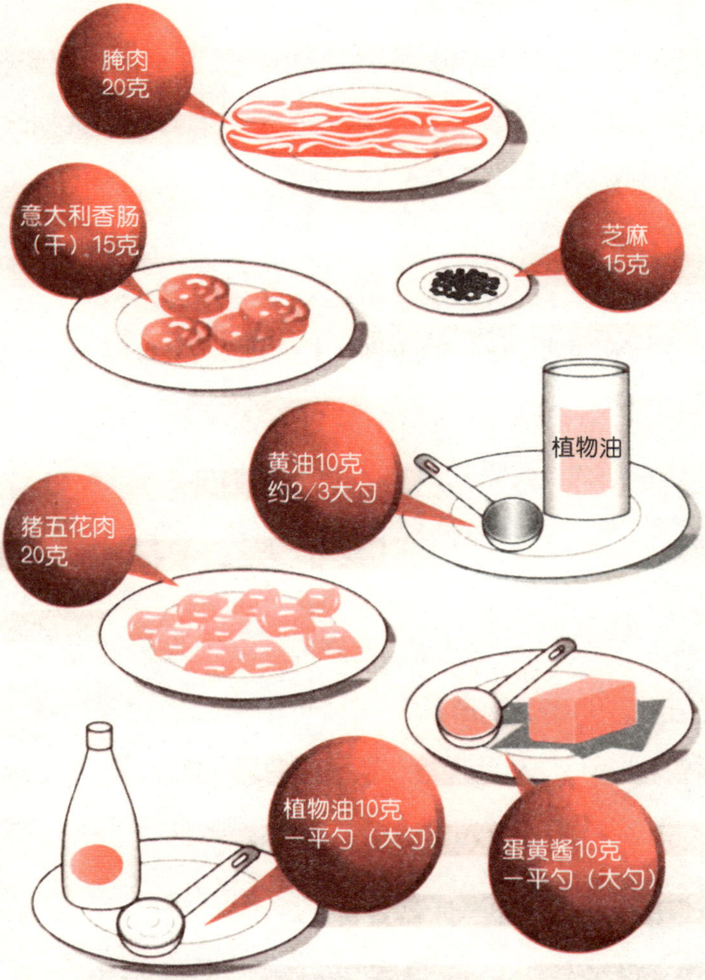

《适用于糖尿病食物疗法的食物交换表（第6版）》日本糖尿病学会编，
日本糖尿病协会/文光堂，2002年发行

表6：蔬菜、海藻、蘑菇、魔芋类

蔬菜、海藻、蘑菇等食物含丰富的维生素、矿物质及食物纤维，卡路里较低，每次的食用量如果都换算成交换单位的话，得到0.1这样较小的数值，计算起来相当麻烦。因此，计算过程中，通常将各种蔬菜一起进行计算，300克为1个交换单位。

糖尿病患者自然不用说，即使是健康人群，也需要每天食用300克（1个交换单位）表6中的食物。

另外，我们还可以将表6中的食物细分为以下三类：“黄绿色蔬菜”“浅色蔬菜”“海藻、蘑菇、魔芋类”。其中“黄绿色蔬菜”包括所有带叶的蔬菜，以及秋葵、扁豆、西红柿、胡萝卜、彩椒、西兰花等颜色较深的蔬菜。白菜、白萝卜、莴笋、洋葱、黄瓜、包心菜等则属于第二类“浅色蔬菜”。刚刚我们也谈到，一日三餐需要摄入300克蔬菜（包括黄绿色蔬菜和浅色蔬菜），其中黄绿色蔬菜不能少于总量的1/3。

海藻、蘑菇、魔芋类食物的卡路里几乎为0，因此没有给出每天的摄入量，也就是说，这类食物量方面不受限制，不需要使用计量工具。也没有包含在每日300克蔬菜里面。不考虑卡路里就能随便增减量，很方便。

认真食用蔬菜类

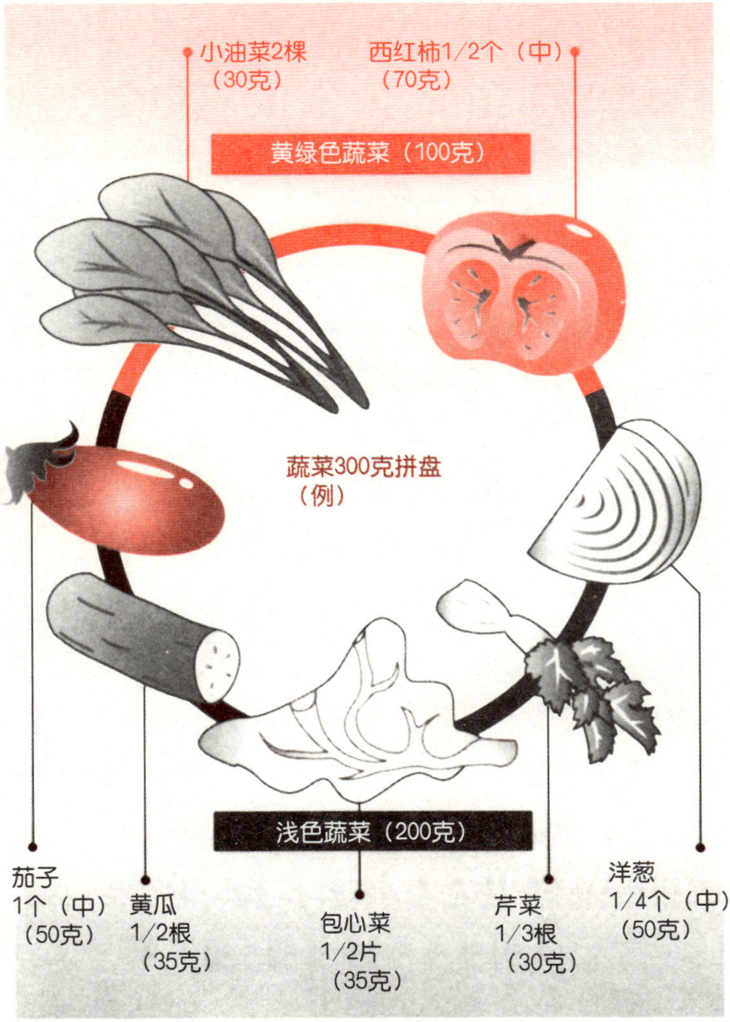
小油菜2棵
（30克）
西红柿1/2个（中）
（70克）
黄绿色蔬菜（100克）
蔬菜300克拼盘
（例）
浅色蔬菜（200克）
茄子
1个（中）
（50克）
黄瓜
1/2根
（35克）
包心菜
1/2片
（35克）
芹菜
1/3根
（30克）
洋葱
1/4个（中）
（50克）

同类食物可按单位相互交换

同一表中无论选择哪种食物，1个交换单位所对应的卡路里量及营养元素都是相同的，食物之间可以调换品种。例如，米饭和意大利面同属于表1，那么1个交换单位的米饭（50克，小碗大约半碗）和1个交换单位的煮意大利面（60克）可以进行交换。

因为米饭和意大利面同属于表1所以可以交换，而不同表中的食物是不能交换的。例如，1个交换单位的米饭（50克，小碗大约半碗）和1个交换单位的木棉豆腐（100克，1/3块），虽然都为1个交换单位，但由于前者属于表1，后者属于表3，两者不能进行交换。

这里需要提醒大家注意的是，乍一看以为是相同表中的食物，实际则不是。例如，水果和水果罐头，很容易被认为既然为同一种类水果就可按单位相互交换。其实不然，水果属于表2，水果罐头则属于嗜好食品，两者不能交换。1个交换单位的香蕉（100克，粗细中等1根）和1个交换单位的苹果（150克，大小中等1/2个）可以交换，但是柑橘和柑橘罐头则不能交换（虽然同为柑橘）。因此在使用食物交换表来交换食物时，不仅要了解1个交换单位的质量是多少，同时还需要明白这些食物分别属于哪个表。

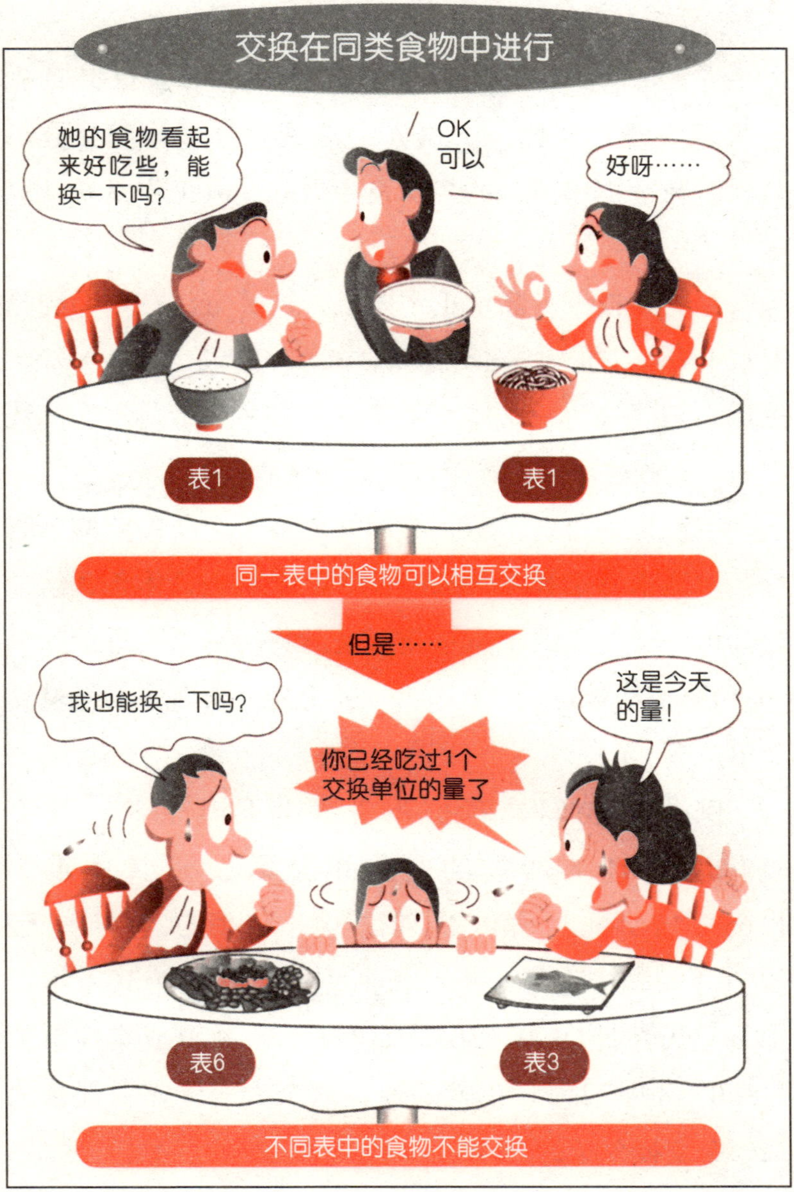
交换在同类食物中进行
她的食物看起来好吃些，能换一下吗?
OK 可以
好呀……
表1
表1
同一表中的食物可以相互交换
但是……
我也能换一下吗?
你已经吃过1个交换单位的量了
这是今天的量!
表6
表3
不同表中的食物不能交换

计算自身所需的能量交换单位数

开始食物疗法之前，主治医生或营养管理师首先会告诉患者：“你一天摄入的能量总量应为×交换单位。”该数据由自身的身高及生活强度（工作量）计算求得。

首先，根据身高求正常体重，计算方法在本书的第23页有介绍。正常体重=身高（米）×身高（米）×22。然后，需要知道正常体重每千克所需多少卡路里，该数据由劳动强度决定，选择自身劳动所对应的水平。

下页表中给出了不同劳动强度每千克所需要的卡路里，将该卡路里数乘以刚刚计算得出的正常体重，结果就为你一天所需的卡路里量。最后将所需卡路里量除以80（1个交换单位=80千卡），就得到一天所需的能量交换单位数。

例如，我们计算一下身高为165厘米，从事轻体力劳动者所需的交换单位数。正常体重为1.65×1.65×22=59.9千克。由于从事的工作属于轻体力劳动，体重每千克一天所需的卡路里为30千卡，那么一天总计59.9×30=1 800千卡。换算成交换单位1 800÷80=22.5。也就是说，这个人一天需要能量为22.5个交换单位。

不同生活强度对应一天所需能量

不同劳动强度其所需的卡路里也不一样，选择自己所属的范围

轻（体力）劳动	25～30千卡　体重每千克所需卡路里 <对象> 办公人员、教师、一般店员、工厂工人（走动较少）、农林水产从业人员（农闲期）等 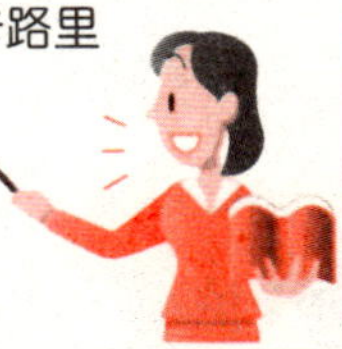
中等强度劳动	31～35千卡　体重每千克所需卡路里 <对象> 工厂工人（频繁走动）销售、农林水产从业人员（繁忙期）等 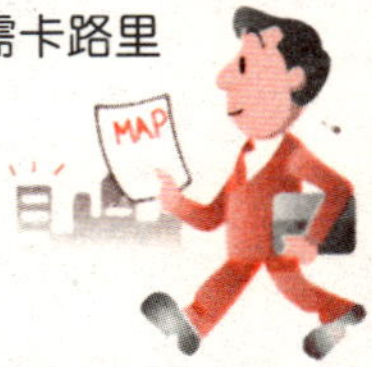
重体力劳动	36千卡～　体重每千克所需卡路里 <对象> 运动员（除休赛期）、体力劳动 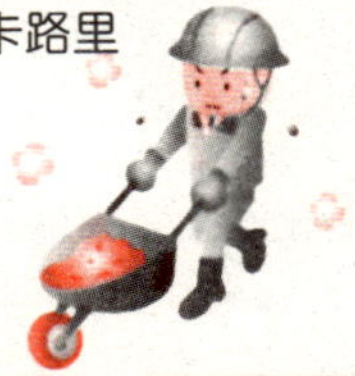

正常体重　　　　体重每千克所需能量（上表）

[身高（米）]^2×22　×　□　＝　一天所需能量　千卡

一天所需能量　千卡　÷　80千卡　＝　所需交换单位

计算以下你需要多少交换单位的能量

□米　×　□米　×　22　×　□千卡　＝　□千卡

□千卡　÷80=所需交换单位

该数值为大概估算，具体谨遵医嘱

早餐：中餐：下午茶：晚餐=6：6：1：7

计算出一天所需能量之后，接下来就要决定如何分配在早中晚三餐及下午茶中。可能有人错误地认为："只要保持一天的总量就可以了，至于怎样分配都无所谓。"从而形成不吃早餐，中餐简单应对随便吃点面，晚餐暴饮暴食的不健康生活习惯。对于糖尿病患者来说，一次吃过量会导致血糖值急剧上升，相当危险。日常生活中我们必须避免这种情况的发生。

首先我们将一天所需的能量交换单位数近似平均地分配到早中晚三餐。例如，一天所需20个交换单位，那么分成早餐6个、中餐6个、下午茶1个、晚餐7个交换单位，这种分配方式较为理想。

不规则的生活方式及暴饮暴食会导致很多糖尿病患者发病。对大部分人来说，改变饮食习惯是一种痛苦的经历，但一旦坚持下来，就自然形成了健康的生活习惯，那种因饥饿感引起的不适也会慢慢减少。另外，尽量定好三顿正餐的时间，这样每次的摄入量也不会出现较大偏差。

另外，如果三餐分配不理想，也不能一开始就马上纠正。可以把早餐没能摄入的量分到午餐和晚餐，采取这种方式来慢慢改善。总之，为了防止血糖值出现较大波动，我们需要避免不吃或是暴饮暴食等不良生活习惯。

近似平均地分配早中晚三餐的食物摄入量

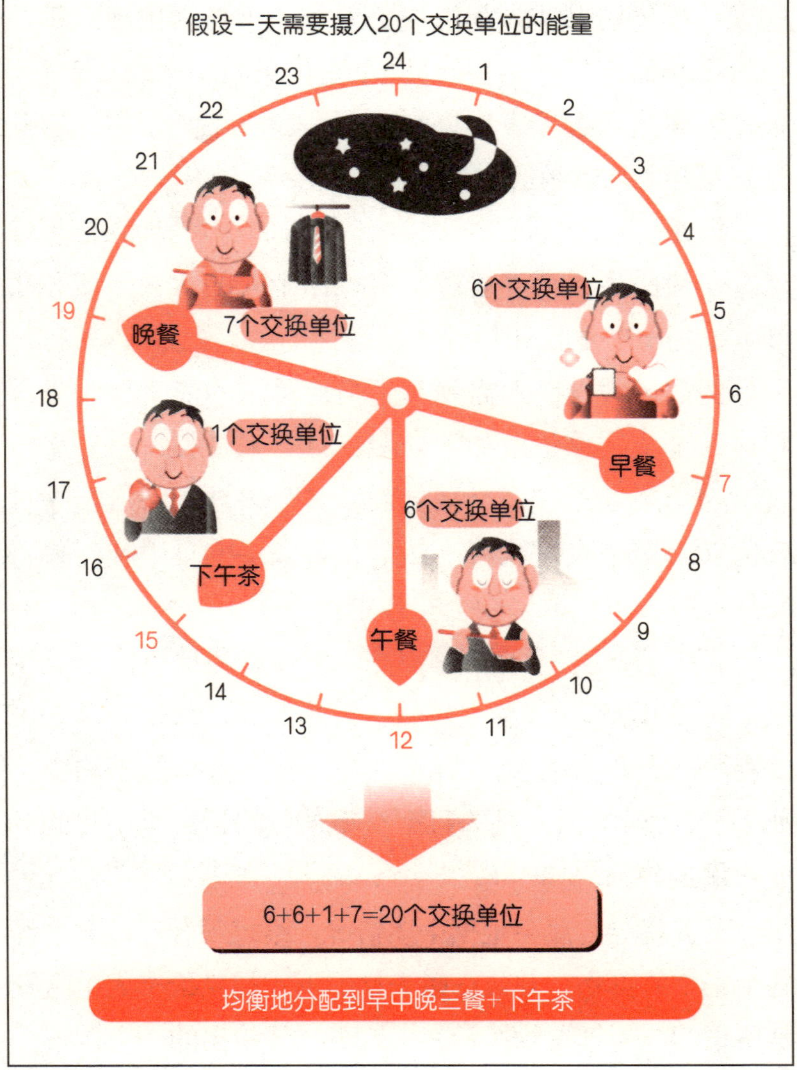

具体分配到各表的注意要点

定下来每餐的分配比例后，然后需要决定来自哪些表，具体有哪些食物组成。例如，可能会出现以下一些较极端的情况：早餐总共6个交换单位均来自表2（水果），中午只选择表1（面包）和表4（牛奶）等。这些分配及其不均的组合需要避免。

但是，仅凭自己来决定各个表的分配恐怕有些难度，一般医生或营养管理师会根据个人的饮食习惯和嗜好，给出一些建议和指导。

例如，假设一天需要20个交换单位的能量，首先，将这20个交换单位做如下分配：11个来自表1，1个来自表2，4个来表3，1.5个来自表4，1个来自表5，1个来自表6，0.5个来自调味料。然后，再来决定早中晚三餐每餐从这些表中获取多少个交换单位。

表1（谷类、薯类）、表3（瘦肉类和禽鱼肉蛋豆制品），以及表6（蔬菜、蘑菇、海藻等），将这三个表中的食物均匀地分配到早中晚三餐，避免营养的不均衡。如果表1一天的需求量为11个交换单位的话，早中晚的分配比例最好为3：4：4。

营养指导一般会根据上述情况，给每餐合理地分配好各个表中的食物，并最终以表格的形式提供给个人，这就是所谓的“一日食物指示表”，下图为给出的一个例子。

将一天所需的交换单位均衡地分配到各表中

假设一天所需20个交换单位（1 600千卡）

	1天合计	早餐	中餐	晚餐
表1	11	3	4	4
表2	1	0.5	0.5	0
表3	4	1	1.5	1.5
表4	1.5	1.5		
表5	1	0.5	0	0.5
表6	1（300克）	0.5(100克)	0.5(100克)	0.5(100克)
其他	0.5	0.5		
合计	20	6	6	7

近似均等地分配给早中晚三餐

表6一天为1个交换单位（300克）

制定食谱的诀窍

食物疗法是根据“一日食物指示表”，从各表中选择食物并制定食谱。但是，刚开始因为不习惯，一下子要制定整个食谱难免会觉得有些混乱和棘手。因此，首先可以定好主食，然后决定主菜，最后将余下的食物做成副菜或汤。

例如，我们以上一页食物指示表中的晚餐为例，早餐和中餐各为6个交换单位，晚餐为7个交换单位。首次假设主食为米饭，主菜为干炸鱼，米饭一碗为3个交换单位（表1），一块鱼为1个交换单位（表3），然后决定主菜的烹饪方式，0.5个交换单位的油用来炸鱼。副菜由0.5个交换单位的凉豆腐和80克热水煮过的菠菜组成。剩下表1还有1个交换单位及表6的20克蔬菜。于是用土豆（表1）和蔬菜（表6），以及魔芋（不限量）等作为原材料煮汤。这样晚餐的食谱就制定好了。

如果考虑不全面，仅制定好早餐和中餐的食谱，可能会因剩余的交换单位数受到约束，而无法制定晚餐食谱。因此，首先需要平衡一日三餐的食物摄入量，这点非常重要。从下一页开始我们具体讲几个实例。

首先决定主食，再来考虑菜谱

主食为米饭，主菜为鱼

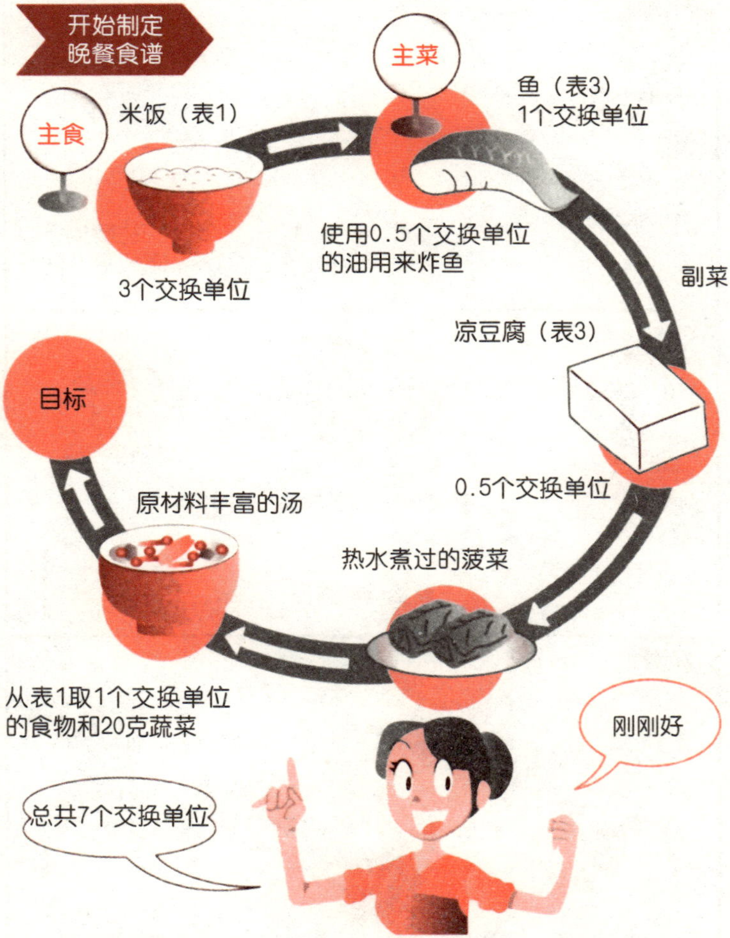

以上6个交换单位，再从表4（牛奶、乳制品）中取0.7个，其他类别中取0.3个，合计7个交换单位

食谱例1：20个指示交换单位①

非肥胖女性一天所需能量大概为20个交换单位（1 600千卡），以下为三餐都在家吃的情况。

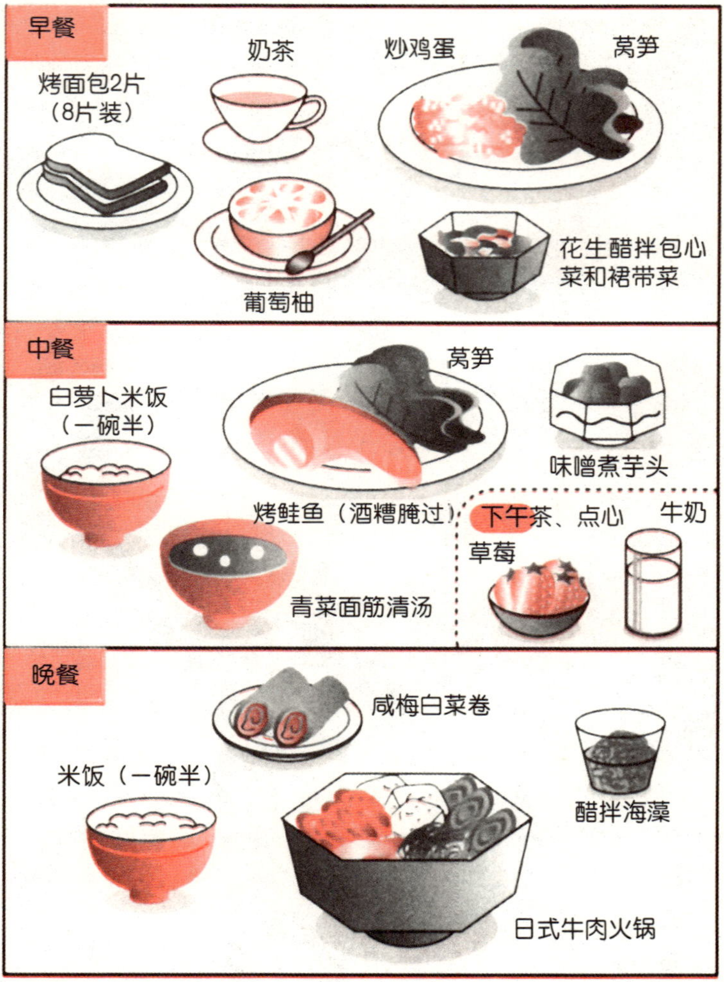

食谱例2：20个指示交换单位②

一天20个交换单位，中餐带便当。糖尿病患者应该尽量避免在外就餐。

早餐

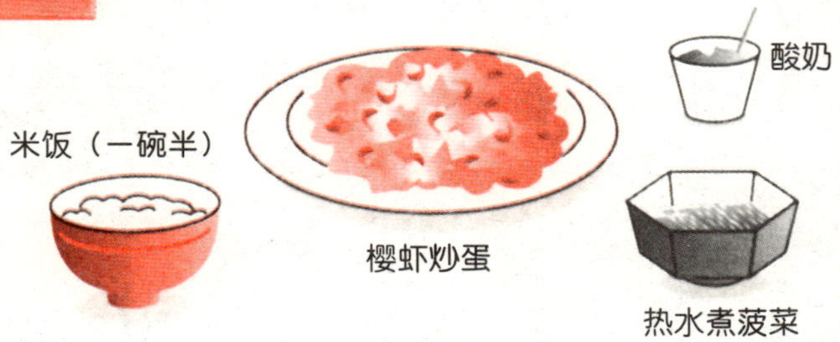

中餐

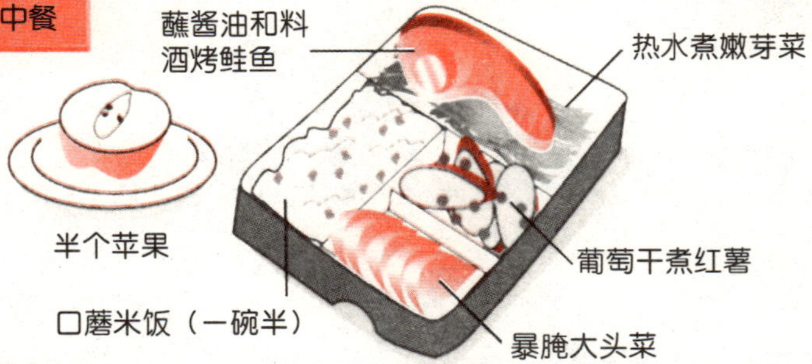

晚餐

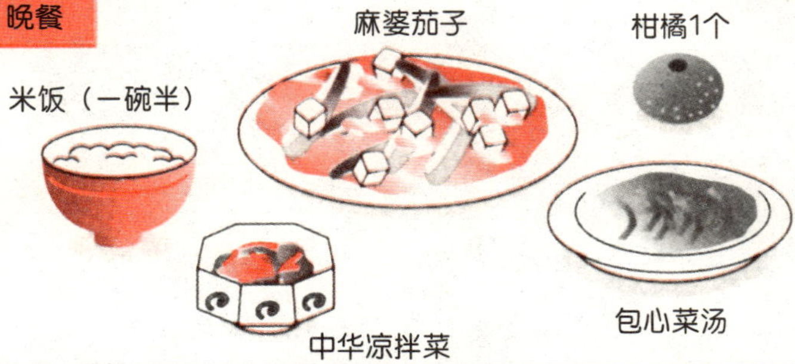

食谱例3：20个指示交换单位③

一天所需能量为20个交换单位，午餐在外吃。因午餐营养不均，导致早餐和晚餐受较大限制。

早餐

芦笋蘑菇炒鸡蛋

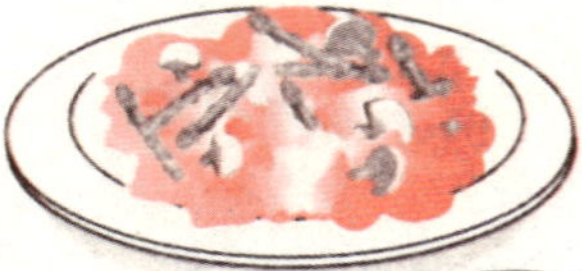

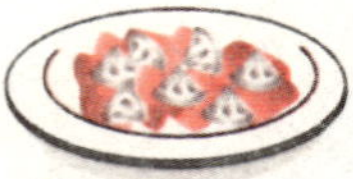

蜂蜜柠檬腌渍的胡萝卜

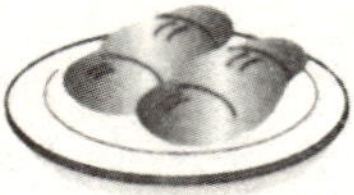

2个黄油卷儿

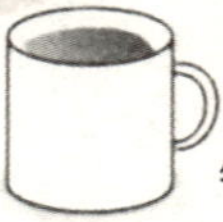

牛奶咖啡

中餐

汤面

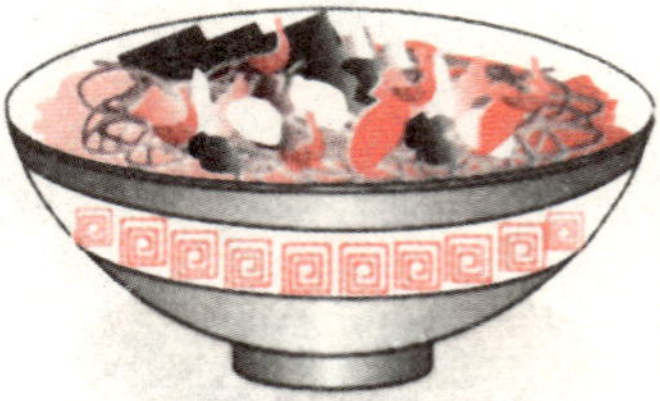

晚餐

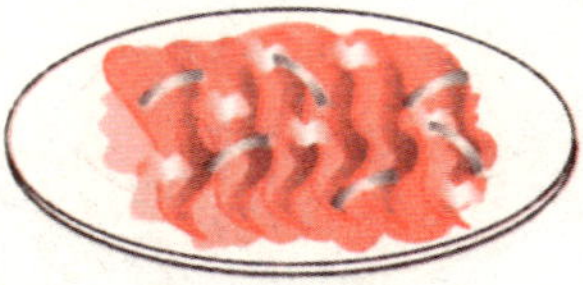

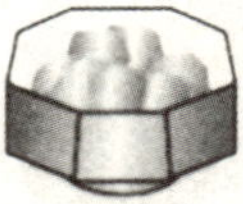

米饭（一碗半）

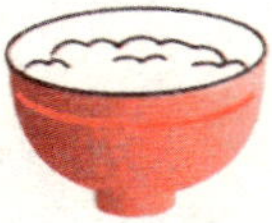

干烧土豆

和式腌渍鲣鱼

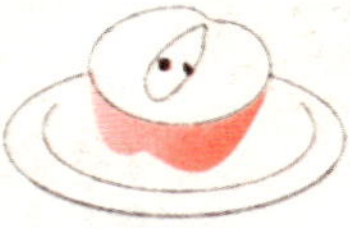

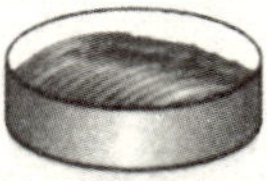

味噌拌菠菜

苹果半个

食谱例4：25个指示交换单位①

非肥胖男性糖尿病患者一天所需能量大概为25个交换单位（2 000千卡）。一日三餐都在家吃。23个交换单位的食物+2个交换单位的含酒精饮料。

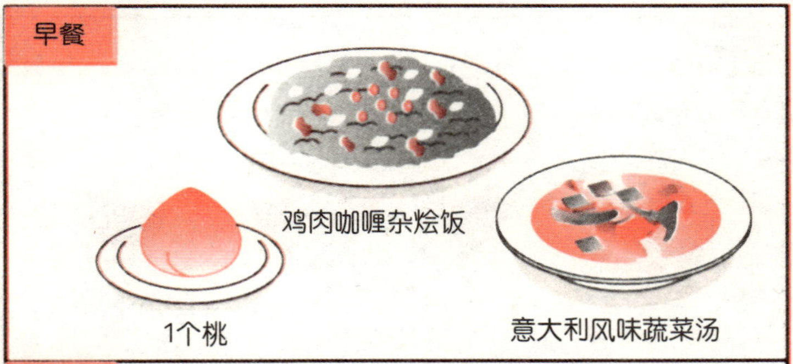

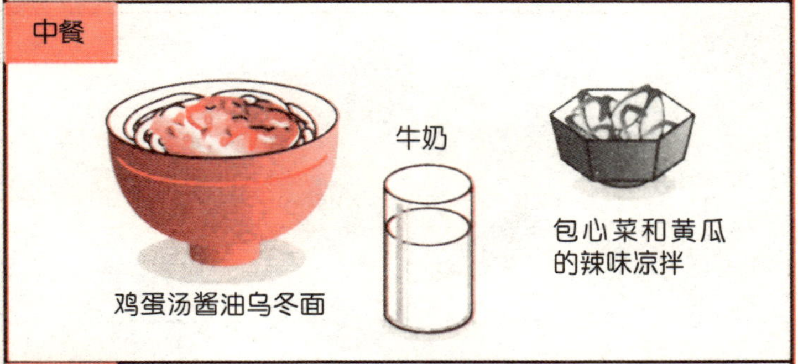

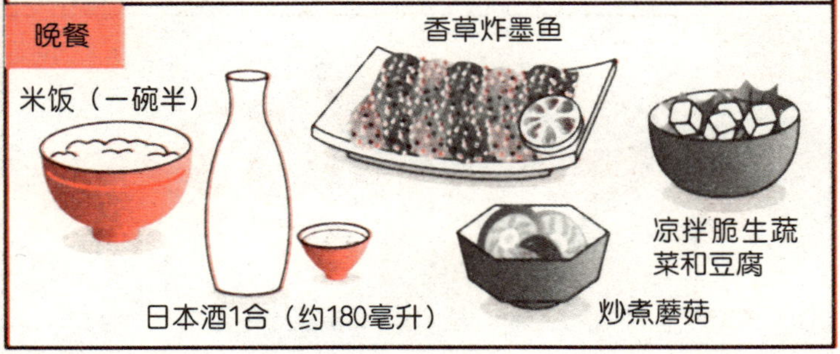

食谱例5：25个指示交换单位②

一天25个交换单位，中餐带便当。即使是工薪阶层，也尽量自己带便当。因为这样能较好地把握营养的整体平衡。23个交换单位的食物+2个交换单位的含酒精饮料。

早餐

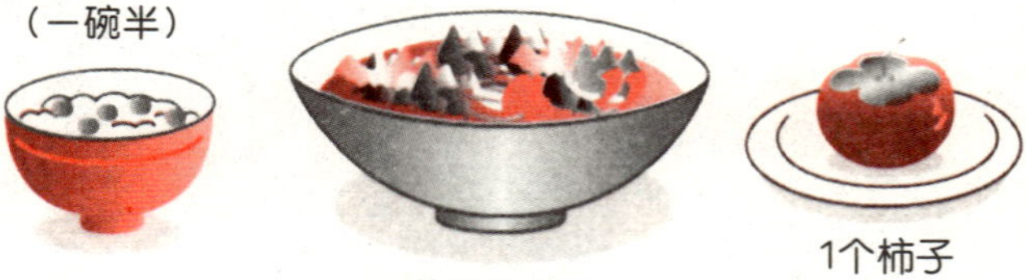

中餐

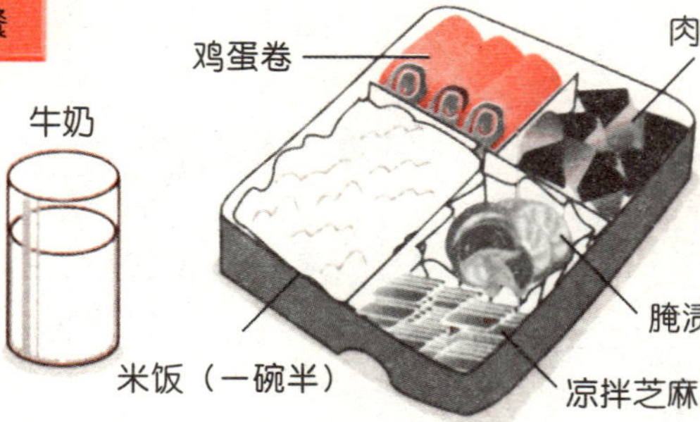

晚餐

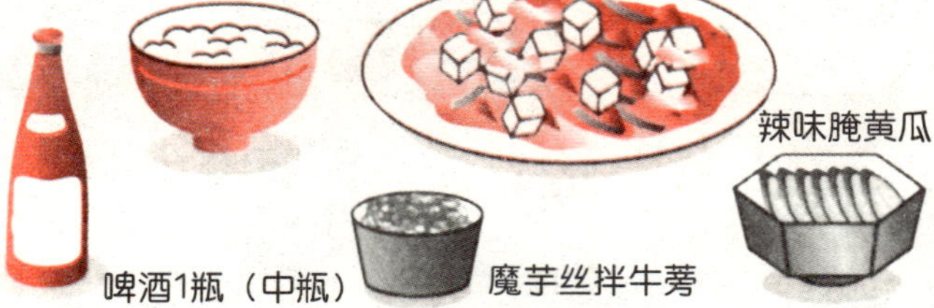

食谱例6：25个指示交换单位③

一天25个交换单位，中餐在外吃和式套餐，营养较均衡。23个交换单位（1 840千卡）的食物+2个交换单位的含酒精饮料。

早餐

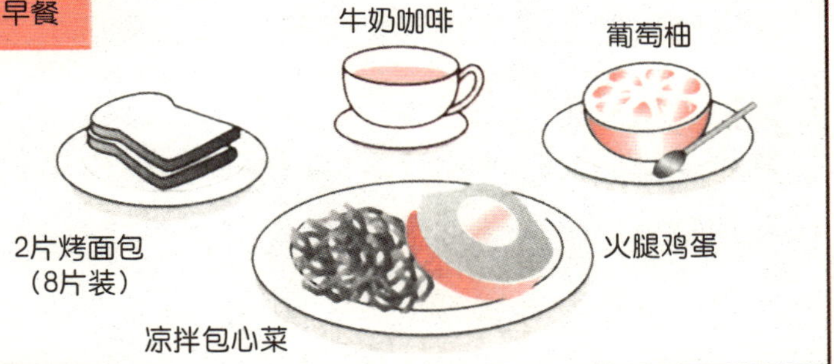

中餐

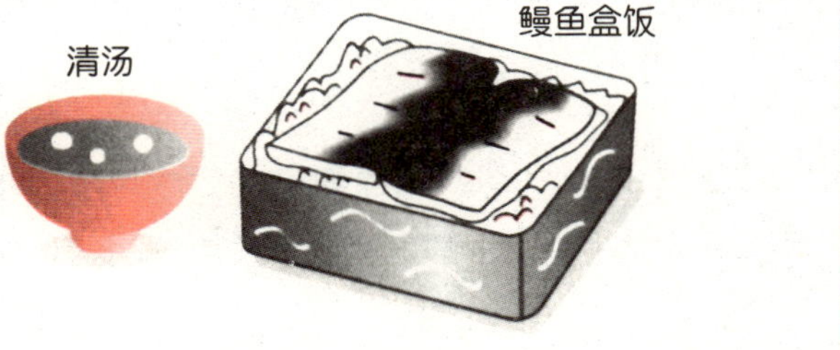

晚餐

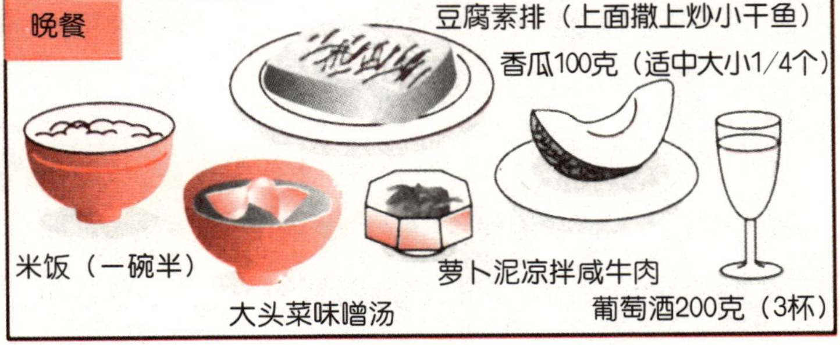

如何坚持食物疗法

正确把握食物的量

食物疗法的根本是正确把握吃了什么及吃了多少。要知道吃了什么，只需将吃进去的食物一一记录下来即可。对此，我们可以使用计量秤（500克或1千克）、计量杯、计量匙子（大匙子15毫升、小匙子5毫升）等计量工具来正确把握食物的质量。食物疗法需要通过计量器具来计量所有食物，刚开始可能会觉得比较麻烦，习惯之后很多情况下不再需要使用工具就大致可以估计出来。

食物交换表中给出的数字，一般都是烹饪前的质量。因此，我们在计量时，也要选在烹饪之前。因为经过煮、炒等工序后食物质量会发生变化。

另外，1个交换单位的质量指的是可食部分的质量，计算鱼、水果等可食部分的质量时，可以在烹饪之前计量一次，然后再减去皮、骨头等的质量即可得到。烤鱼（含头和尾）在吃之前不方便计量，吃完后用原来的质量减去头和骨头的质量便能得到可食部分的质量。同样，习惯之后不需计量便能估算出来。

使用杯子和匙子计量时

一般使用计量杯或计量匙来计量的食物的分量

	味噌、酱油	盐	白糖（上等白糖）
小匙子 5毫升	6克	6克	3克
大匙子 15毫升	18克	18克	9克

	伍斯特沙司	油、黄油	面粉
小匙子 5毫升	6克	4克	3克
大匙子 15毫升	18克	13克	9克
计量杯 200毫升			110克

平满一匙子（杯）的分量

《适用于糖尿病食物疗法的食物交换表（第6版）》日本糖尿病学会编，日本糖尿病协会/文光堂，2002年发行

学会“用眼估算和用手掂量”

刚刚我们谈到了要正确计量食物的量，但是每顿饭都这样操作恐怕有些难以坚持下去。于是，需要我们学会通过眼睛和手来估算和掂量。“用眼估算”，顾名思义就是通过眼睛观察食物推测食物的量，刚开始可能会出现误差，但随着食物疗法的持续进行，这方面的能力会有很大提高。

例如，往碗里盛饭时，可以先自己估计一下“2个交换单位100克大约是这么多”，然后再实际称量进行确认。盛多了或是盛少了，反复几次就掌握了用眼睛估算的能力。除此之外，还可以经常注意1个交换单位的猪腿肉、1个交换单位鱼块的量，这样自然对每种食物1个交换单位的量都能很好把握。

当然，有时也可以用手去实际掂量一下。比如，“猪肉馅儿1个交换单位40克”，这种情况下，比起用眼睛去估算，不如在手心画个圆，然后记住猪肉馅儿刚好放满该圆圈为1个交换单位的量。我们不仅要锻炼眼睛的估算能力，更要练就用手掂量的本领。但是，说到底，这还是属于用眼睛估计出来的分量，时间久了难免会出现误差，因此，建议一个月一次，通过实际计量工具来确认自己的估计是否准确。

用眼估算和用手掂量的标准

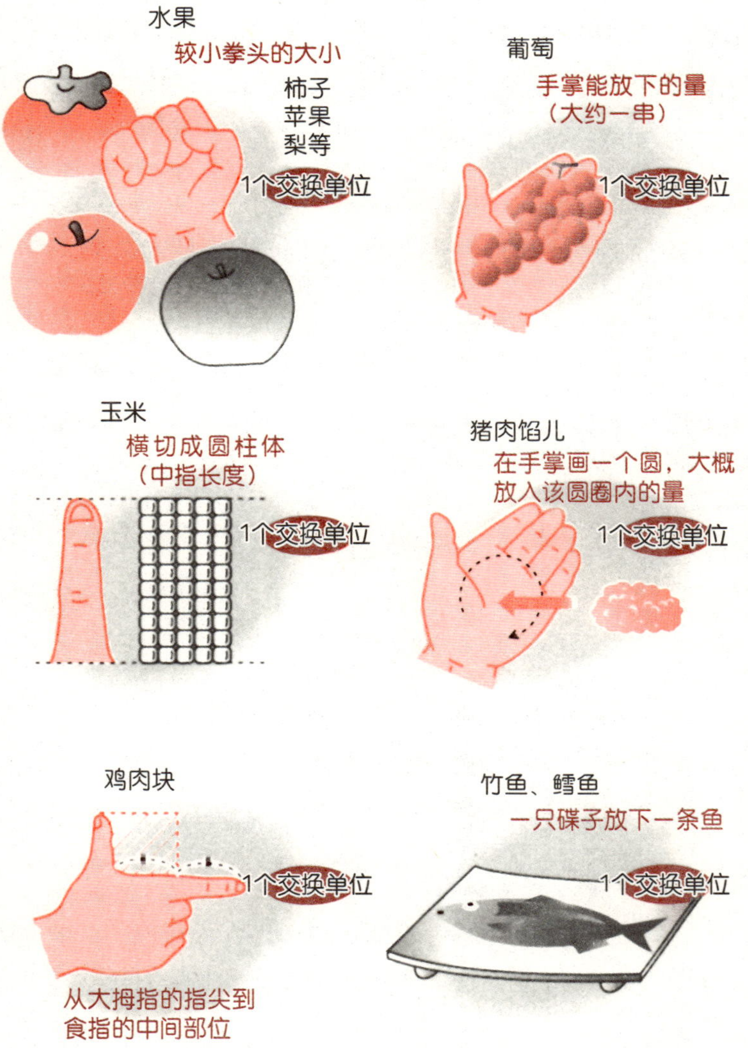

减少油脂的一些小窍门

脂肪以各种各样的形式进入人体，如面包上抹的黄油或人造黄油，做天妇罗等油炸食品用到的油，炒菜时放的油等。脂肪的卡路里是糖分和蛋白质的2倍还要多，对于接受糖尿病饮食疗法的患者来说，脂肪的摄入量一定要控制好。特别是油炸或干炸食品，如天妇罗等，外面的裹面自然不用说，里面的原材料也吸收了大量的脂肪。

下页表中给出了不同原材料的吸油量，例如，油炸鱼或肉（适中大小1块）的吸油量为10克（1.1个交换单位）。该表给出的只是自己在家做油炸食品时的吸油量，做家常菜及在外吃饭时，为了使菜看上去色泽鲜艳，往往会裹上厚厚一层面衣，这样导致菜的吸油量增加，占菜总量的30%～40%。

尽管如此但还是想吃油炸食物的情况下，可以参照下页给出的几点小知识来减少吸油量。

炒菜或是用调味汁油拌凉菜时，可以找一些小窍门来减少油的使用量。例如，可以使用氟树脂加工的平底锅炒菜，这样不用油也不会出现粘锅或烧煳的现象。还可以通过一次性炒全家人吃的量来降低人均的脂肪摄入量。另外，购买调味汁/油时，可以选择卡路里较低的产品。

减少油摄入量的窍门

做油炸食物

1.选材料
茄子、洋葱、香菇、蟹等原材料易吸油
2.薄裹面
不需裹满整个食材
3.大块炸
如果切成小块炸的话，吸油更多
4.尽量缩短炸的时间
控制好油温，低温状态下容易吸油
5.在外边吃油炸食物时，可以将外层的裹面去掉只吃里面的食材
外面卖的油炸食物一般裹面较厚，脂肪含量高

减少油的窍门

1.少吃油炸食物
采用“烤煮蒸”
2.使用氟树脂加工的平底锅
几乎不用油
3.一次性炒全家人吃的量
减少人均摄入量
4.选择低卡路里的调味汁/油
尝试自己做不含油的调味汁

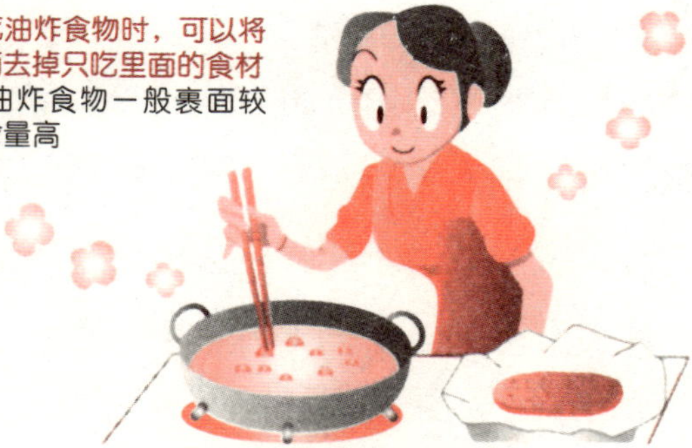

油炸食物的吸油量

烹饪方法	材料	标准	吸油量	吸油单位
干炸	鱼类、肉类	适中大小1块	5克	0.6单位
油炸	鱼类、肉类	适中大小1块	10克	1.1单位
	虾	适中大小1只	3克	0.3单位
	鸡肉	60克	9克	1.0单位
天妇罗	船丁鱼	适中大小1条	3克	0.3单位
软炸素菜	蔬菜	适中大小1个	10克	1.1单位

资料：西原丰子著《糖尿病饮食疗法入门图解》（文光堂刊）
收录：东京都济生会中央，向岛病院糖尿病门诊使用等

减少使用调料的技巧

饮食疗法中除了要求减少油的使用量，还要求尽量控制盐和糖的摄取。油和糖的卡路里偏高，虽然每次的使用量不多，但是一天下来的总量不容忽视。另外，过多摄入盐会引发高血压等并发症，一天适度的摄盐量为7克。而7克盐仅为日本人平均摄盐量的一半。因为除了食盐本身，味噌、酱油里面也含有盐，因此必须留意所有含盐的食物。

减少油、糖和盐做出来的菜肴肯定不如以前美味。为了弥补这点，可以加入一些佐料、醋、柑橘和香草等来调节味道，还可以放一些由干制鲣鱼或海带等煮出的汤汁来提升菜肴的鲜味。另外，市面上有很多不含油的调味汁或低卡路里的调味料，购买时需要注意鉴别。

对于糖尿病患者来说，既然已经开始接受饮食疗法，不如索性改变一些生活观点。如享受食材本身所具有的原汁原味。我经常听到一些来自患者的声音，如“开始饮食疗法后味觉变得敏锐了”“用上等的佐料可以发现食材原本的美味”等。虽然食物疗法在调料使用上受到了各种限制，但是我们要学会积极面对努力克服。

控制糖、盐和油的技巧

1 充分利用佐料、醋、柑橘和香草等

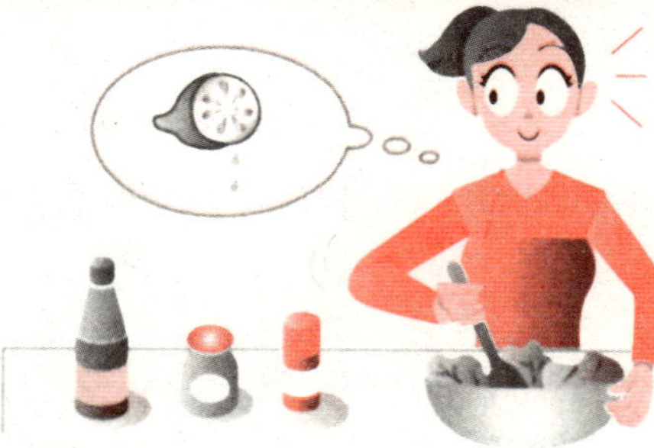

2 认真熬制汤汁

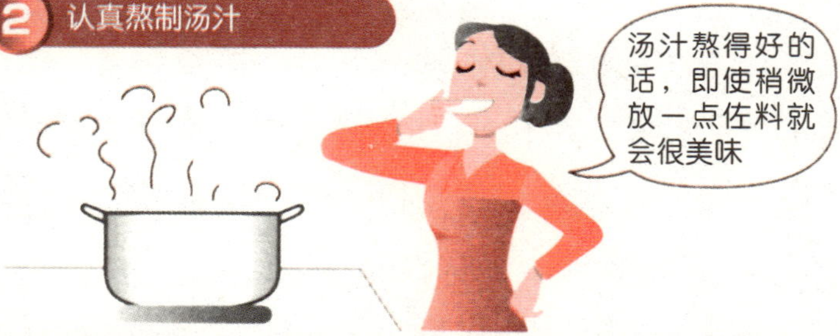

3 使用不含油的调味汁或低卡路里的调味料

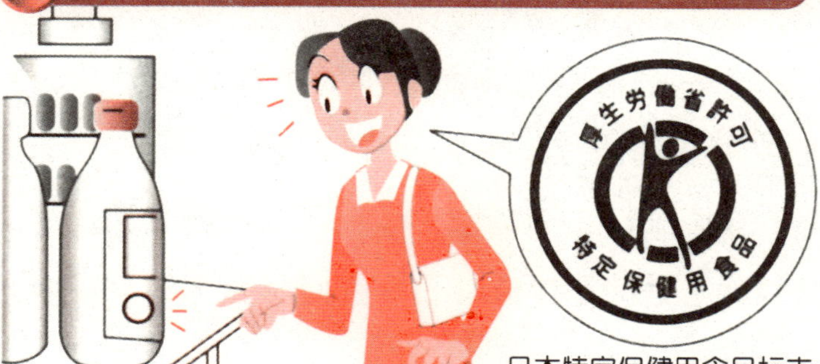

日本特定保健用食品标志

将所有摄入的食物一一记录下来

饮食疗法过程中需要将摄入的食物全部记录下来。这不仅指早中晚三餐，还包括下午茶或上班期间的休息时间喝的果汁，以及饭后吃的水果。经常有人会误以为既然是“饮食疗法”，那就只需记录每日三餐即可。而实际上所有吃进去的食物都属于饮食疗法记录的对象。

特别是下午茶时间，一般会吃一些曲奇饼干、蛋糕、点心等卡路里和油脂较高的嗜好食品，而且很容易摄入过多。例如，巧克力6小粒（15克）为1个交换单位，小蛋糕一块（50克）为2个交换单位，卡路里偏高。这些食品看着量都不多，一不小心就摄入了4～5个交换单位。

嗜好食品包括含酒精饮料、嗜好饮料（果汁等）、冰激凌、水果罐头、干果、果酱、带馅儿面包、点心等，这类食品单独成一体系，不包含在主要含糖分、蛋白质、维生素、矿物质的食物类别里。由于含有较多白糖，容易导致血糖值及血液中的中性脂肪值升高，不利于糖尿病的治疗。食物交换表最后一项为“嗜好食品”，表中列出了该类别具体包含的食物名称。这一项类别原则上是为了提醒糖尿病患者尽量不要食用而列举出来的。

难以抵抗的嗜好食品

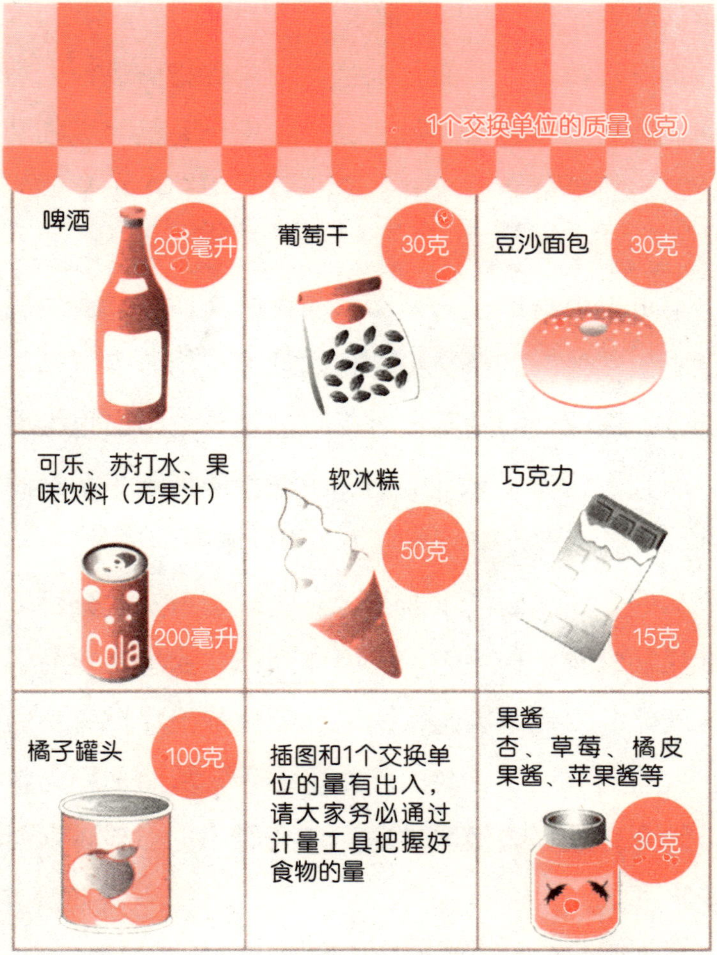

《适用于糖尿病食物疗法的食物交换表（第6版）》日本糖尿病学会编，日本糖尿病协会/文光堂，2002年发行

面食容易吃过量而引起卡路里摄取过多

主食中的乌冬面、荞麦面、意大利面等面食，容易吃过量从而引起卡路里摄取过多，我们需要特别留意。

米饭呈粒状，而面食则是由粒状谷物磨成粉末后加工而成，较米饭容易消化。但是，由于易消化吸收又会导致饭后血糖值急剧上升，这一点又不利于糖尿病的治疗。

下页表中给出了一顿面食所含的交换单位数，我们可以看出，为3～9个交换单位，且面食的营养元素主要为糖分。因此，面食不仅容易吃过量导致卡路里摄取过多，而且因营养元素太偏而不耐饿，使得下午茶时间摄取过多点心，或是下一顿饭为了饱肚子而吃过量。

另外，面和面汤里面都含有食盐，虽说盐分摄取量和糖尿病没有直接关系，前面提到糖尿病患者容易引发动脉硬化并发症，因此预防动脉硬化是治疗糖尿病的关键。食盐摄取过量，会引起血压上升，从而加剧动脉硬化。因此，从食盐摄取量这一点来看，也必须注意面食不能吃过量。

（主要面食的卡路里量请参考《食物交换表》）

面食营养

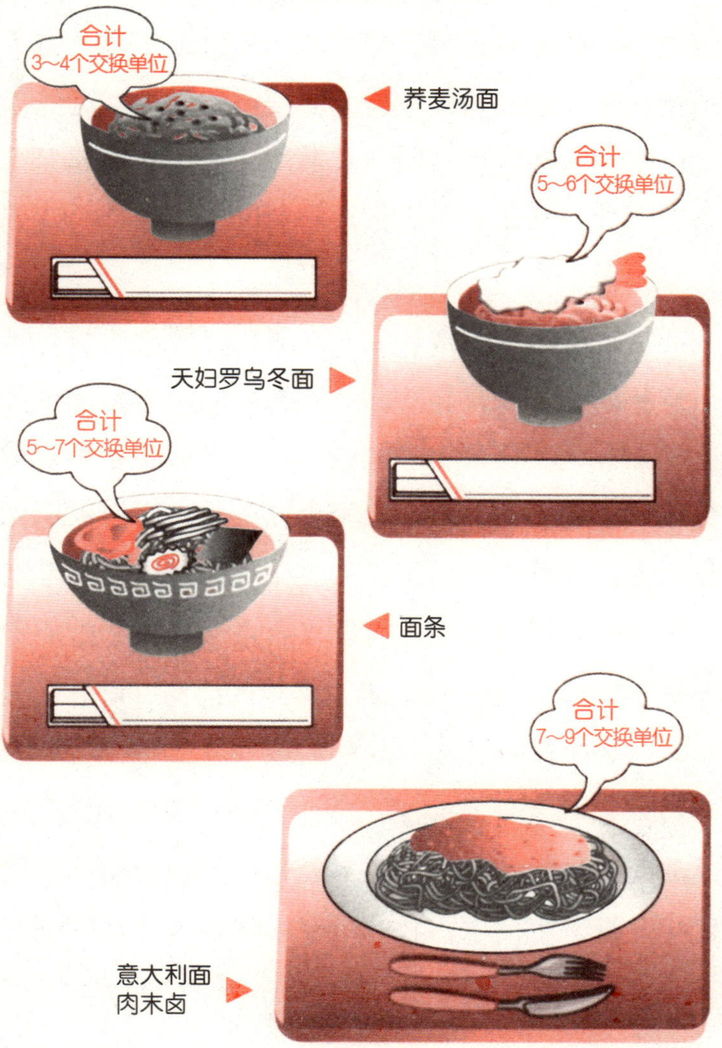

《适用于糖尿病食物疗法的食物交换表（第6版）》，日本糖尿病学会编，日本糖尿病协会/文光堂，2002年发行

多吃富含膳食纤维的食物

膳食纤维不包含在糖分、脂肪、蛋白质、维生素和矿物质五大营养元素中。理由是即使进入体内，也不会被消化和吸收，而是最后作为粪便排出体外。近些年，膳食纤维的这些特征开始受到关注，认为其能起到重要的生理功效，甚至有学者提出膳食纤维是第六大营养元素。

富含膳食纤维的食物进入人体后，由于不被吸收和消化，从而滞留在胃和肠的时间长。这样一来，饭后血糖值的上升速度也会相对缓慢。这对分泌胰岛素较迟钝的糖尿病患者来说算是一大幸事。而且，因没被消化和吸收，无论摄取多少也不产生热量。卡路里摄入受限，饱受饥饿的糖尿病患者，可以多食富含膳食纤维的食物（表6中的蔬菜，特别是超低卡路里的海藻、蘑菇和魔芋类），这是饮食疗法成功的关键。

另外，膳食纤维能将食物中含有的胆固醇及肝脏合成的胆固醇作为粪便排出体外，还能预防动脉硬化等并发症。日常生活中，我们可以多吃富含膳食纤维的食物。

富含膳食纤维的食物

1次摄入量的比较

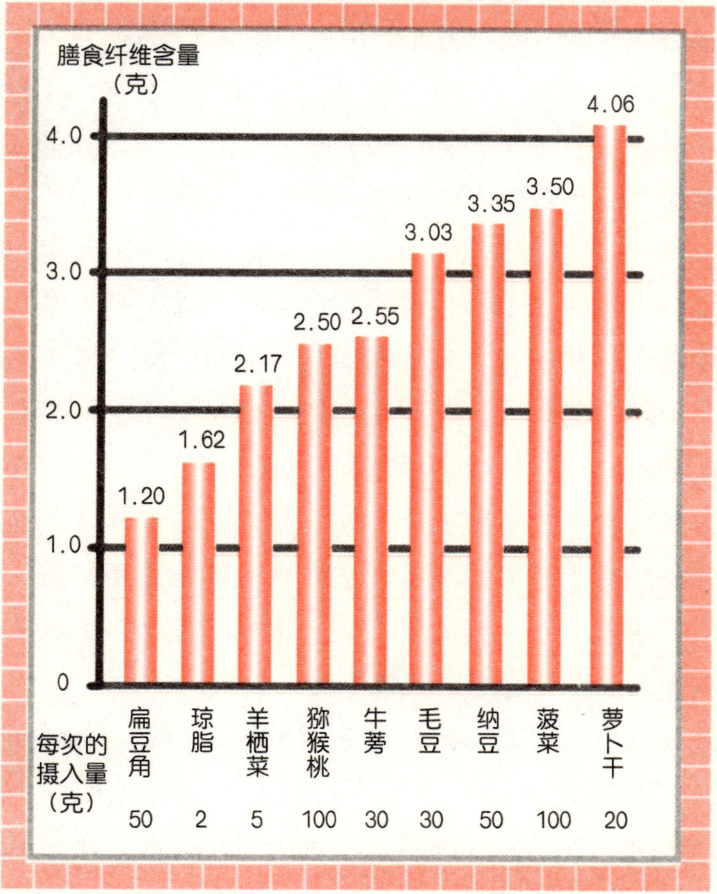

参考《日本食品膳食纤维成分表》制作

低热量且营养均衡的火锅料理

长时间接受饮食疗法的糖尿病患者，恐怕难以保证每顿饭都严格按照指示交换单位来获取能量，一般需要在三餐之间进行调节来达到均衡。低热量且营养全面的火锅料理就能免除这方面的烦恼。

一提到火锅，大家很容易就联想到这是宴会上经典的一道菜。实际上，稍微改良一下制作方法，便能使这道菜成为适合糖尿病患者的简易美味佳肴。

首先，往汤汁里放入1～3个交换单位的表3食品（如豆腐、鱼等），然后放100～200克的白菜、鸭儿芹、茼蒿等蔬菜。最后，加入一些香菇、朴蕈、魔芋丝等数量上不受限制的食物。吃完后，还可以往剩下的汤汁和菜里面加入1.5个交换单位的米饭做成菜粥。相比白米饭，菜粥更有嚼头，而且还能吃饱。

虽然吃了很多种类，但实际摄入的卡路里只有3～6个交换单位，且营养非常均衡。大家可能会认为火锅都是很多人围在一起吃，其实不然，也有1人份的小火锅，一个人完全可以既不浪费又吃得很好。当然，如果是很多人一起吃大火锅的情况下，我们可以通过眼睛估量法，来确定自己应吃的量。火锅的制作方法简单，且还能随时变更菜的种类，选择范围广，常吃也不腻，作为糖尿病饮食疗法的食谱实在是再合适不过了。

火锅的营养

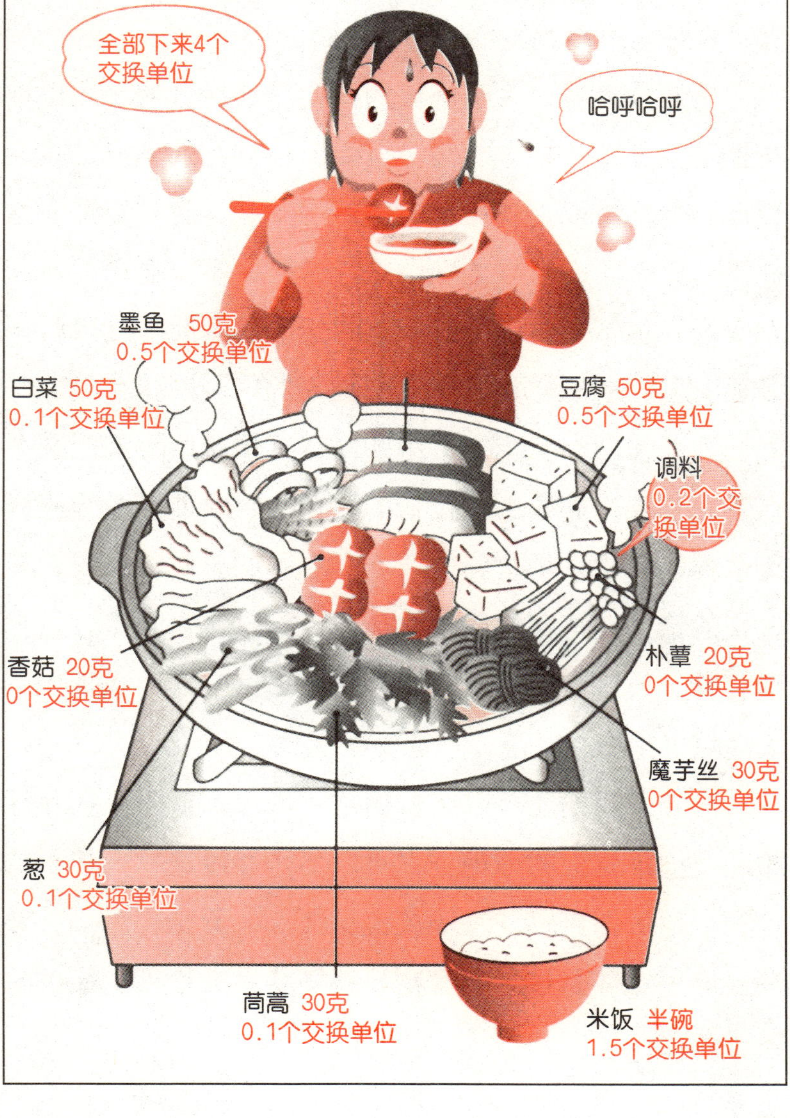
全部下来4个交换单位
哈呼哈呼
墨鱼 50克 0.5个交换单位
白菜 50克 0.1个交换单位
豆腐 50克 0.5个交换单位
调料 0.2个交换单位
香菇 20克 0个交换单位
朴蕈 20克 0个交换单位
魔芋丝 30克 0个交换单位
葱 30克 0.1个交换单位
茼蒿 30克 0.1个交换单位
米饭 半碗 1.5个交换单位

减轻饥饿感的食谱和饮食方法

饥饿感是糖尿病饮食疗法的天敌，因摄取卡路里受限，有时会出现饥饿难忍的状态。

从量上来看，采用糖尿病饮食疗法后食量相比以前减少很多。刚开始可能很难接受，精神上的不满足也会导致饥饿感增强。当然，坚持2～3个月，肯定能适应这种饮食疗法。而且只要忍受一段时间，不仅血糖控制状态变好，也不会再经受饥饿感的折磨。因此，这段时间必须意志坚定，渡过这一难关适应饮食疗法。

为了帮助大家减轻饥饿感，在这里我给大家出几个点子。首先，养成细嚼慢咽的习惯。咀嚼能刺激饱腹神经中枢，在吃过量食物之前就会有饱的感觉。相反，吃太快的话，在得到饱腹感之前就已经吃进去很多，这样很容易导致过食。其次，我们可以通过吃点心或下午茶来消除饥饿感。但是，一定要适量。

另外，我们还可以在食谱上下功夫。首先，在保证相同交换单位数的前提下，可以尽可能地选择大体积的食物。然后，可以往每顿菜谱里面加入蘑菇、海藻、魔芋、魔芋丝等零热量的食物，这样从很大程度上能够减轻饥饿感。

消除饥饿感的3个方法

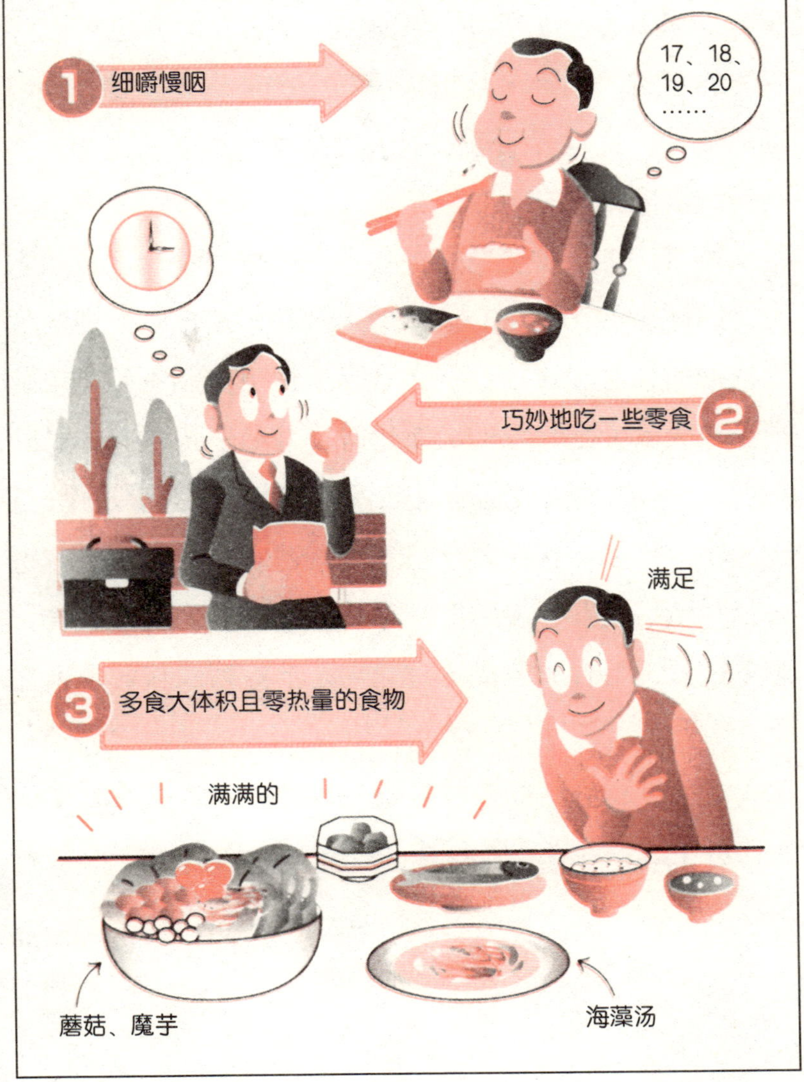

提升饮食疗法的疗效

糖尿病患者经常会受到一些诱导，诸如“吃花生有利于糖尿病治疗”“米饭不能多吃，但面包可以多吃”，更有“吃×××糖尿病马上就能康复”等毫无根据的建议。这也表明进食受限对糖尿病患者来说是一件难受的事情。

糖尿病患者需要经常提醒自己不要过食，这种状态长此以往容易丧失信心。从而逐渐开始信任以上那些毫无依据的说法和迷信。特别是当血糖值控制不好，或是饱受健康人无法想象的饥饿感时，开始一边抱着怀疑的态度，一边试着接受迎合自己目前状态的一些歪理论。

饮食疗法，首先要求患者严格遵守已经制定好的摄入量，然后按照各表的能量分配做到营养均衡地进食，避免过食、偏食。养成这种习惯是治疗糖尿病的重中之重。

治疗过程中，如果出现疑惑或者不安，要及时地找主治医生或营养管理师商量，避免上当。

记录摄入食物不能仅凭记忆

饮食疗法过程中，掌握“吃了什么，吃了多少”是件很重要的事情，我们不能凭记忆，而应该用纸记录下来。无论是对自己记忆力多么有自信，当被问及“昨天晚餐吃的什么”，或许还能答得上来，当被问到“吃了多少”恐怕已经记不太清，更何况记忆本身就不可靠。

在医院接受饮食疗法指导时，医院会发给患者记录专用纸，专门用来记录进食情况。如将一天内吃的所有东西换算成交换单位数全部记录下来。一般记录用纸的左侧设有填写菜名和食物名称栏，右侧列出表1～表6、调料和嗜好食品几大类别，由患者将一天所摄入的食物一一对应填写。填写完成后，求出每个表的能量交换单位数，最后将所有表中的数据相加便得出了一天的总能量。

通过这种记录方式，可以明确是否严格遵守了一天总的摄入能量，是否按照表1～表6的食物分配进食。如果一切都合格，患者就会有成就感，并且对接下来的饮食疗法充满自信。相反，如果发现自己未能按照要求来进行，后期就会思考如何改善。

当然，如果养成了控制血糖的饮食习惯，那么也可以不通过详细记录，从而实现营养均衡的生活方式。

巧妙应对外面的饮食和各种方便食品

能否很好应对外面的饮食是糖尿病饮食疗法成功的关键

只要长期坚持饮食疗法，其基本规律自然就能掌握。而接下来要面临另一个挑战——在外就餐（含外卖和速食品）。在外就餐之所以能成为正常饮食疗法进行的一大障碍，其很大一个原因是不知道外面的饮食用了什么食材、用了多少量。因此，能否很好应对外面的饮食是糖尿病患者饮食疗法成功的关键。

首先，我们要弄清楚在外面吃的东西用的是什么食材。这需要我们日常自己下厨来熟悉什么样的食材用多少量能做成什么样子。

男性为了自己的健康，同样也要学会烹饪。“健康管理是妻子的职责”这种依靠他人的思想已经落伍了。即使自己不经常做饭，但至少要知道每道菜大概用了多少食材。

因此，我们需要平常练就用眼睛观察用了什么食材、用了多少量的本领。

如何掌握食物的量

学会如何用眼睛观察用了什么食材、用了多少量

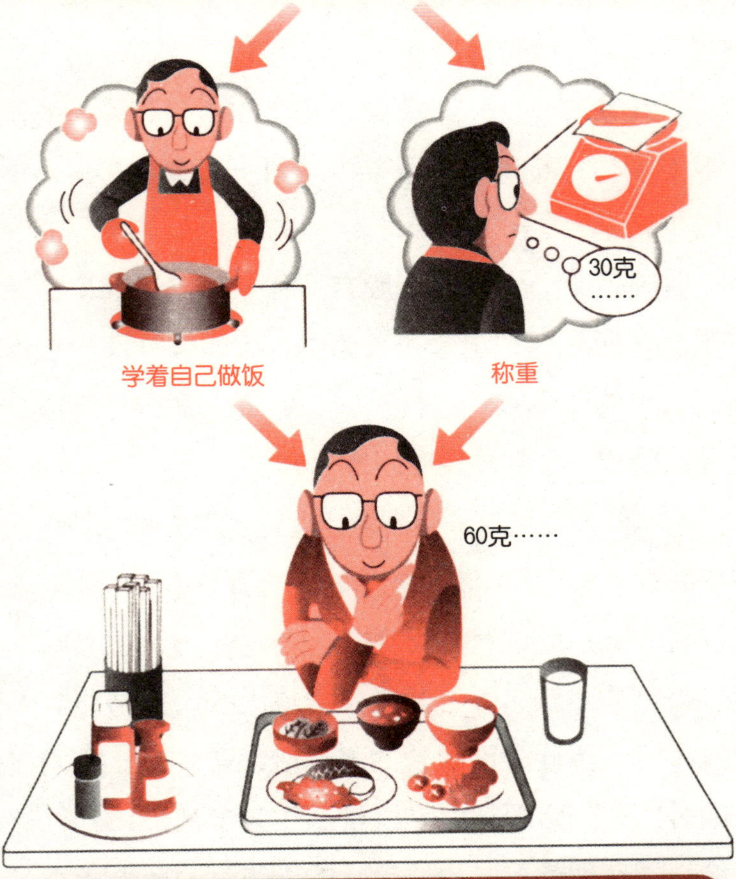

应对在外就餐的关键是把握所用食材的量

在家吃饭和在外就餐的区别

目前，因为工作和生活的原因，越来越多的人不得不选择在外面吃中餐和晚餐。那么，在这种情况下，就需要培养观察外面食物的能力。相比家中的饮食，在外就餐有以下一些特点。

1.**蔬菜较少**——蔬菜贵，且卖相不好。外面的饮食一般不太用。特别是生蔬菜，表面上看着多，实际上用的很少。

2.**味道重**——人们一般有一种“味道淡则不美味”的观念，而且这种观念先入为主。因此，外面的饮食普遍比家中的味道重。这样一来，糖分一多就导致血糖值上升，盐分一多则导致血压值上升。

3.**脂肪被隐藏**——脂肪能让食物变得美味。外面饮食的脂肪很多是摄入者看不到的。或者食材本身的脂肪含量就较高，如使用夹有脂肪层的肉、金枪鱼、肉馅儿等。

4.**整体量较多**——如果量给得太少，容易让客人觉得吃了亏。因此外面饮食的量一般都会较多。我们在点餐的时候，一定要注意别过量。作为参考，134～135页中给出了在外就餐时主要食物的卡路里和所含成分。当然，具体情况各个店可能会有些不同。

在外就餐应避免单一食物而选择营养均衡的套餐

在外就餐时，由于难以把握食材，导致无法根据食物交换表进行能量换算。因此，人们喜欢选择单一食物，如日式拉面、冷汁细荞麦面、意大利面等面食，以及寿司、炒饭、咖喱饭、肉排饭等。

单一食物食材较少，能量计算确实方便，但营养不均衡的问题也不容忽视。食材少，容易造成量少的假象，为了弥补这点，人们一般会过多点餐。另外，几乎所有的单一食物都营养不均衡且卡路里高，对于糖尿病饮食疗法来说，这是最坏的情况。

相反，套餐则不一样，套餐分为主菜、副菜和汤，食材丰富。营养方面，虽然不及家里的食物营养全面，但也比单一食物均衡。能量计算方面，刚开始可能会觉得棘手，几种主要套餐熟悉之后，也就变得容易多了。

那么又如何选择套餐呢？首先不要选择主菜为油炸食品的套餐；另外，种类上选择一天一换的套餐；最后，确定几家经常去的店，这样营养会较均衡。

外面主要饮食的卡路里一览表

	名称	千卡	类脂（克）	胆固醇（毫克）	膳食纤维（克）
荞麦面、乌冬面	冷汁细荞麦面	340	2.6	0	5.0
	汤荞麦面	438	8.1	28	5.3
	天妇罗荞麦面	536	17.3	138	6.0
	油炸豆腐乌冬面	398	12.3	3	2.6
	咖喱乌冬面	579	16.8	40	2.8
套餐、盖饭、寿司	生鱼片套餐	605	8.8	68	5.7
	味噌酱煮青花鱼套餐	755	23.9	63	6.3
	天妇罗套餐	829	29.3	168	5.9
	生姜烧套餐	907	38.9	66	6.2
	手捏寿司–竹	470	10	270	1.8
	散寿司饭–竹	676	13.7	414	2.4
	炸虾大碗盖饭	721	18.2	155	2.3
	肉排盖饭	840	36.6	277	2.7
	牛肉盖饭	632	21.5	67	3.4
盒饭类	鳗鱼盒饭	792	31.8	240	3.7
	盒饭	802	20.7	176	3.8
	鲑鱼盒饭	604	13.0	44	3.0
	干炸鸡肉盒饭	748	33.8	111	2.8
	烤肉盒饭	836	30.0	58	3.8
	紫菜盒饭	688	18.5	29	3.4

80千卡=1个交换单位　　　　续表

	名称	千卡	类脂（克）	胆固醇（毫克）	膳食纤维（克）
中华面	酱油汤面	419	5.0	11	3.8
	味噌汤面	537	8.2	11	6.0
	叉烧面	605	10.1	45	5.4
	热汤面	487	8.9	13	7.5
	什锦汤面	701	27.4	179	5.8
中华料理套餐、盖饭	肝炒韭菜套餐	730	26.9	344	5.3
	咕噜肉套餐	780	37.5	126	7.1
	饺子米饭	724	23.9	156	5.6
	炒饭	769	29.8	292	2.9
	中华盖饭	707	27.5	90	4.0
西餐、米饭	牛排套餐	1010	47.4	140	4.4
	汉堡套餐	920	41.7	330	4.5
	牛肉咖喱米饭	763	35.6	49	3.7
	肉排咖喱米饭	920	49.3	88	3.2
	蛋包饭	840	37.1	380	2.4
意大利面食、面包类	拿破仑意大利面	708	34.5	80	4.8
	奶汁烤虾	650	34.5	152	3.1
	混合三明治	462	24.2	28	2.6
	热狗	447	24.1	57	1.8
	汉堡包	269	11.9	39	2.6

外卖食品引起热量摄取过多

最近，外卖食品的种类急剧增加。人们经常在快餐店或商场、超市的副食品柜台购买食物打包带回去吃。外卖食品介于在外就餐和在家吃饭之间，被大家称作“中食”。

外卖食品从做到吃间隔时间较长，为了防止食物变质，一般会采取高温油炸，或是味道比较重。从而导致食物高热量和高盐分。

外卖食品并非是专门面向糖尿病患者的，万不得已的情况下，糖尿病患者需要在摄入前充分掌握外卖食品的特征。

外卖食品整体糖分、盐分、脂肪都偏多，这对于普通健康人群来说都难免造成热量摄取过多。作为糖尿病患者，每次不能吃得太多。特别是盒饭类的外卖食品，干炸类自不必说，连紫菜和鲑鱼这类盒饭，表面看来是低热量，但一次全部吃完的话，其热量占到了一天应摄入量的一半以上（8～10个交换单位）。

那么，该如何应对外卖食品呢？首先米饭要减半，不吃非主菜的油炸食品，如果主菜为油炸食品，则将外层的油炸裹面去除一半。另外，再加一个种类的蔬菜。

如何选择和吃外卖盒饭

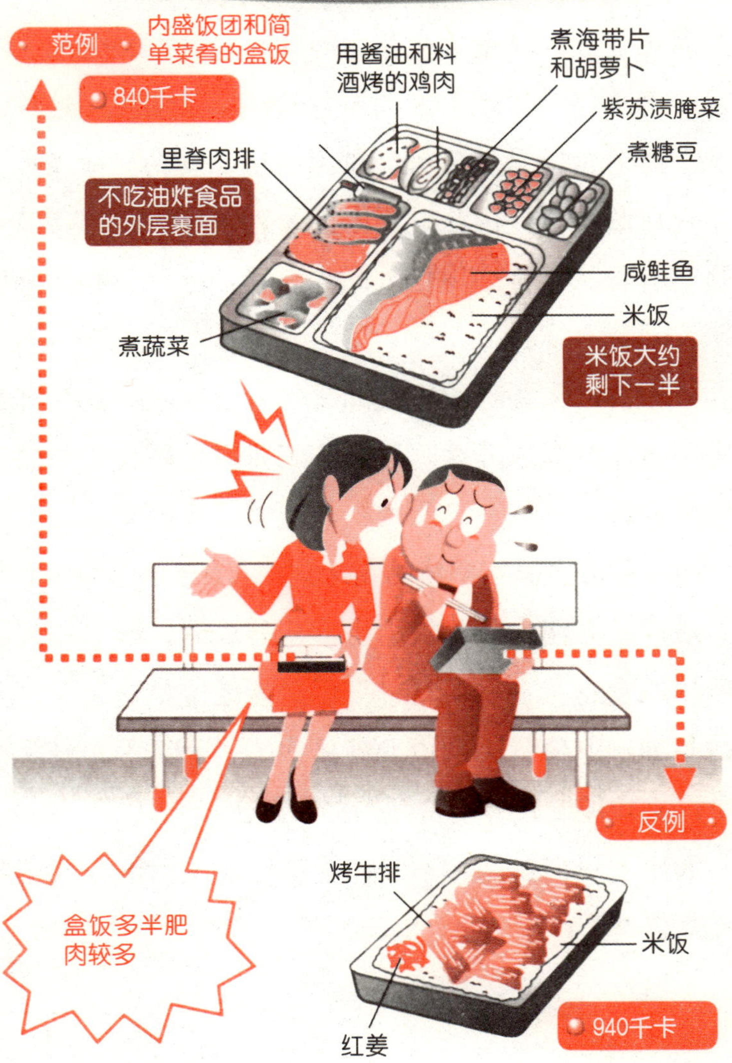
范例
内盛饭团和简
单菜肴的盒饭
840千卡
用酱油和料
酒烤的鸡肉
煮海带片
和胡萝卜
紫苏渍腌菜
煮糖豆
里脊肉排
不吃油炸食品
的外层裹面
咸鲑鱼
米饭
煮蔬菜
米饭大约
剩下一半
反例
烤牛排
米饭
红姜
940千卡
盒饭多半肥
肉较多

确认方便食品的营养成分及食材

糖尿病饮食疗法首先要求对原材料进行称重。可是，方便食品、蒸煮袋食品、冷冻食品及即食食品（半加工）等食品中使用了多少原材料却无法估计。这样就无法了解所含能量单位数，也无法从《食物交换表》中找到对应的食物。因此，原则上来说，糖尿病患者禁止吃这类食物。但是，现代人的生活恐怕已经无法离开它们了。

万不得已需要吃方便食品时，要学会利用食品外包装上写有的营养成分表。通过该表可以了解食品中含有哪些营养成分。糖分、脂类、蛋白质三大营养元素，偏向任何一种都会破坏整体的糖尿病饮食结构。

最近，方便食品不仅给出了营养成分，很多还列出了所用的食材，在购买时，应尽可能地选择这一类。另外，长期吃方便食品是引发糖尿病的一大诱因，日常生活中，必须控制好方便食品的摄入量。

如出现任何疑问和不安，须马上向主治医生或营养管理师咨询。

不喝甜味饮料

饮料对于糖尿病患者来说，可以称得上是一大陷阱。日常生活中，很少有人会认为喝罐装果汁、咖啡或碳酸饮料等和吃饭一样是能量摄入行为。因此容易忽视这部分能量。有些糖尿病患者饮食控制了，运动也进行了，可体重就是降不下来而且血糖值也一直不稳定，这种情况恐怕多半是因甜味饮料而引起的。

一瓶甜味饮料的能量与一碗米饭基本持平。高热量且含有大量糖分，导致血糖值急剧上升，摄入体内会引起大问题。《食物交换表》中的100%天然果汁虽然原材料属于水果类（表6），但实际却被划分为“嗜好食品”。

糖尿病患者补充水分时，应选择乌龙茶、绿茶等零热量饮料，或是使用人工甜味剂的超低热量饮料、矿泉水等。另外，感冒发热或呕吐、腹泻，以及持续运动1小时以上，可以根据需要喝一些运动饮料来补充能量。

很多饮料虽然外包装上写着“低糖”，可实际热量却很高。

专栏4 从制定食谱到计算营养价值全部依靠电脑完成

糖尿病饮食疗法实施过程中，让人感觉最麻烦的应该是制定每餐的食谱及计算营养价值。不过，最近在电脑的帮助下变得较以前简单易行多了。

目前，市场上出售一种软件，该软件能够制定一整年的食谱并且计算出营养价值。只要患者输入指示能量交换单位、家里几口人及实施天数，软件根据输入的信息，自动给出应该购买什么食材，以及为了控制好摄入热量应该采用怎样的烹饪方式。

最近，很多糖尿病专科医生和营养管理师通过运用这类软件收集信息并为患者提供指导。对电脑感兴趣的糖尿病患者如果前去咨询的话，主治医生应该会告知怎样使用电脑来应对糖尿病。

另外，越来越多的企业开始为糖尿病患者提供食材的送货上门服务。一般是创建主页列出有关糖尿病的各种信息，然后利用网络实现商品销售。

眼下通过各种宣传媒介也能获得很多与健康相关的信息。我们要充分利用好这些资源，根据自己的生活方式，切实可行地实施饮食管理。

第5章

运动疗法的两种效果

运动疗法的基础知识

运动疗法和饮食疗法同为治疗糖尿病的关键

运动疗法和饮食疗法就像治疗糖尿病的两个车轮，二者相辅相成，缺一不可。

运动疗法并不是要求患者会特别的体育运动或参加比赛，而是根据年龄和体力，通过做一些慢跑、体操等简单运动来控制血糖值。正确的运动疗法不仅能够降低血糖值，还能消除肥胖，防止血管老化，间接地辅助糖尿病的治疗。

但是，并不是说可以随意做各种运动。比如，血糖值很高且伴随有并发症的糖尿病患者，运动反而会加剧病情。另外，血糖控制不稳定，通过注射胰岛素或口服降血糖药而引起低血糖及并发症的患者，其运动的项目也会受到限制。

相反，不受任何限制的患者虽说可以马上开始运动疗法，但是，和饮食疗法一样，也需要注意把握量和平衡。有关具体运动项目及运动方法，请遵照医生的指导。

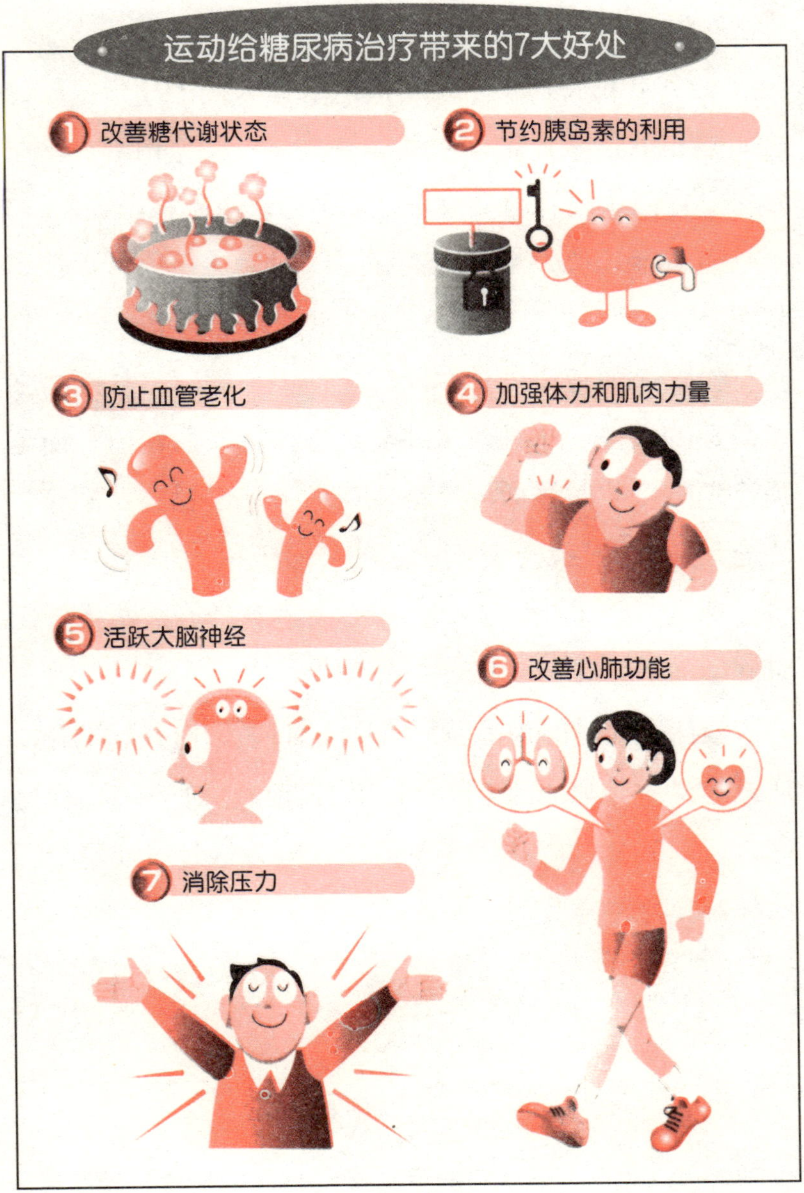
运动给糖尿病治疗带来的7大好处
1 改善糖代谢状态
2 节约胰岛素的利用
3 防止血管老化
4 加强体力和肌肉力量
5 活跃大脑神经
6 改善心肺功能
7 消除压力

运动疗法为糖尿病治疗带来的两种效果

上一页我们列举了运动可以给糖尿病治疗带来的好处，这里我们将详细说明运动是如何发挥作用的。糖尿病运动疗法主要有两大效果，分别为快效果和慢效果。

这些年，快效果备受关注，一运动血糖值就很快出现下降。

慢效果则是通过长时间的运动消除肥胖，从而增强胰岛素的活性。这种效果并非是直接降低血糖值，而是通过消除肥胖间接地治疗糖尿病。另外，肥胖一消除，还能预防和改善因肥胖而引起的高血压和高血脂。

那么，为了让运动疗法的效果达到最好，选择什么时间运动是关键。

最佳运动时间为饭后1小时，此时血糖值开始上升，通过运动可以降低血糖；相反，饭前1小时要防止低血糖。饭后30分钟内应该避免运动，因为这时血液集中到内脏对食物进行消化。

运动疗法为糖尿病治疗带来的两种效果

效果1　快效果

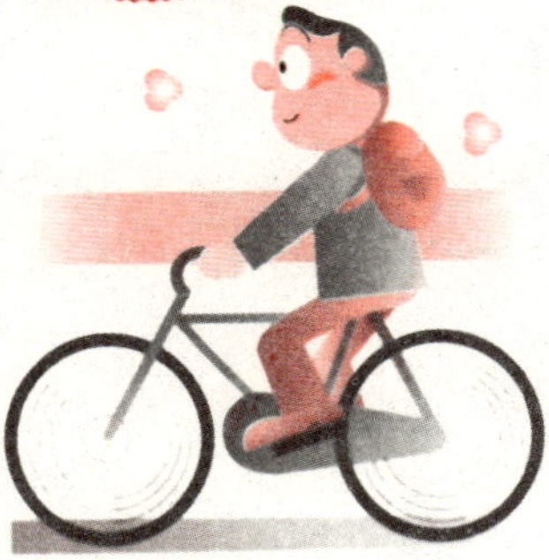

直接降低血糖值

效果2　慢效果

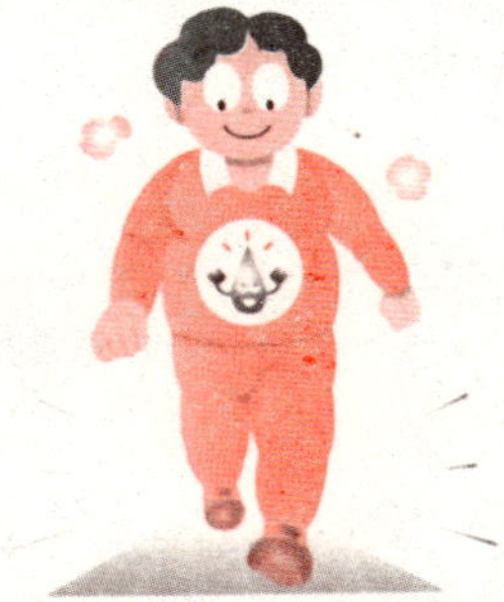

消除肥胖，增强胰岛素的活性

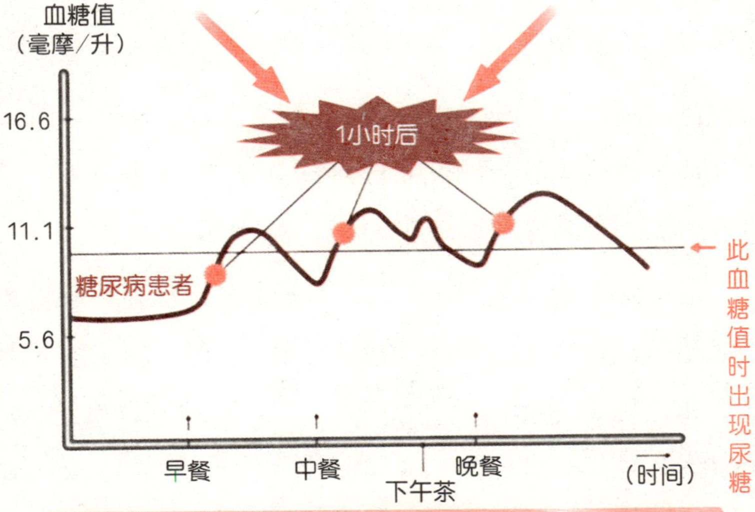

最佳运动时间为饭后1小时，此时血糖值开始上升

有氧运动和无氧运动相结合

运动带来的血糖值改善效果在72小时后消失，因此运动频率至少为每3天1次（1周2次以上）。“每月打一次高尔夫”或“冬天滑雪”几乎不能称之为运动。运动时，不能偏向某一种，最好能够将几种运动结合在一起。如果只做自己喜欢的运动，恐怕只能获得较少的改善效果。

运动项目众多，但主要分为以下两大类：“伴随着整个身体移动的运动”和“部分肌肉肢体的运动”。前者在运动中需要充足的氧气，被称为“有氧运动”，而后者，诸如腹肌运动、俯卧撑、划船、扩胸等，部分肌肉肢体在运动，我们称这一类运动为“无氧运动”。

适合糖尿病运动疗法的为有氧运动，如快走、慢跑、游泳、自行车郊游、健身操、跳绳等。

运动还需考虑防止跌倒或出现骨质疏松症。在此基础上还可以在运动前和运动后做一些准备体操或整理体操，如拉伸肌肉和广播体操等，实现有氧运动和无氧运动相结合。

选择能够长期持续的运动项目

定下运动项目后，接下来就需要定好运动量。运动量是指运动所消耗的卡路里量，这与运动的种类有关。

消耗1个交换单位（80千卡）所需的大概时间视运动种类的不同而不同，例如，消耗1个交换单位的热量需要持续进行20分钟广播体操。这样来看，运动所消耗的热量并不多。下一页中给出了主要运动的热量消耗量数值，即使是同一运动项目，不同的运动方法（强度）其消耗的热量也有很大不同。我们可以参照列出的数值选择运动项目，最好选择自己能够长期持续的运动。

运动可以促进肌肉中葡萄糖的消耗，起到降低血糖值的效果。对于胰岛素分泌较少或功能较差的患者，也可以通过运动提高葡萄糖的利用率。换句话说，如果能够坚持饮食疗法和运动疗法并行的话，不但能抑制饭后血糖值上升，还能保持良好的血糖控制状态。

另外，每天两次，一次步行30分钟也能控制血糖。

但是，对于正在接受饮食疗法的糖尿病患者来说，运动中，容易出现运动过度，或是注射胰岛素后一运动就引起低血糖。因此，在决定运动种类和运动量之前需要咨询主治医生。

主要运动项目每千克体重每1分钟消耗的能量

下面的数字表示能量消耗量（千卡）

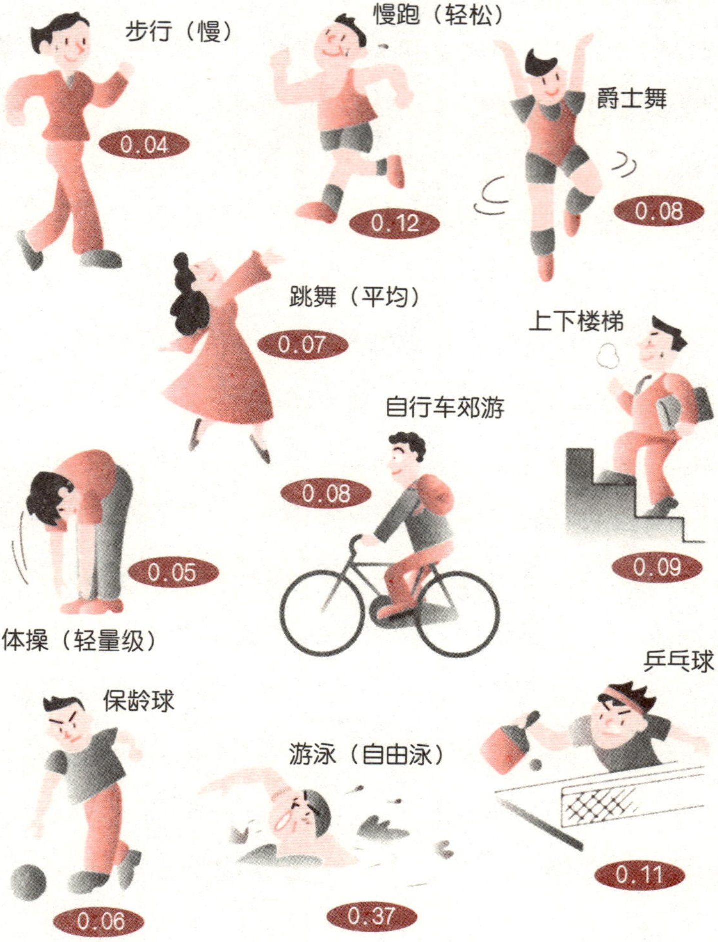

不同运动项目的能量消耗量

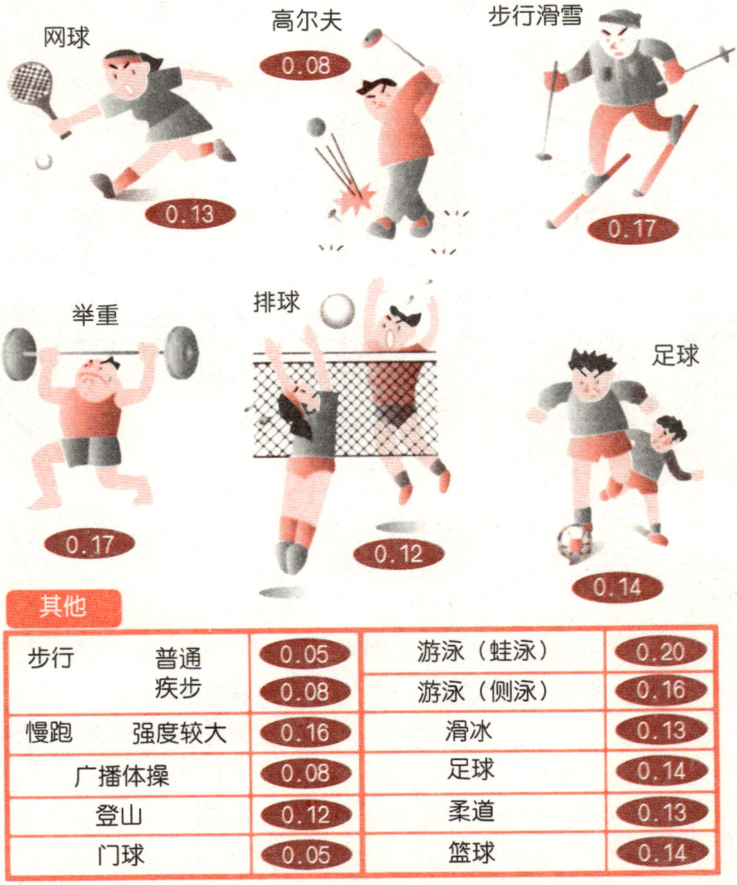

其他

步行 普通	0.05	游泳（蛙泳）	0.20
步行 疾步	0.08	游泳（侧泳）	0.16
慢跑 强度较大	0.16	滑冰	0.13
广播体操	0.08	足球	0.14
登山	0.12	柔道	0.13
门球	0.05	篮球	0.14

能量消耗量乘以体重（千克）再乘以时间（分钟），就得出该运动项目所消耗的大概热量（千卡）

热量（千卡）=能量消耗量×体重（千克）×时间（分钟）

运动前后一定要舒展身体

运动时，一定不能忘记运动前的准备体操和运动后的整理体操。运动前，通过准备体操能把接下来运动中使用到的肌肉揉开，运动后的整理体操则能去除肌肉疲劳，并恢复心脏和肺部的节奏。准备体操和整理体操还能提高身体的柔韧度并且防止运动时受伤。

接下来我们列举几个具有代表性的舒展动作。

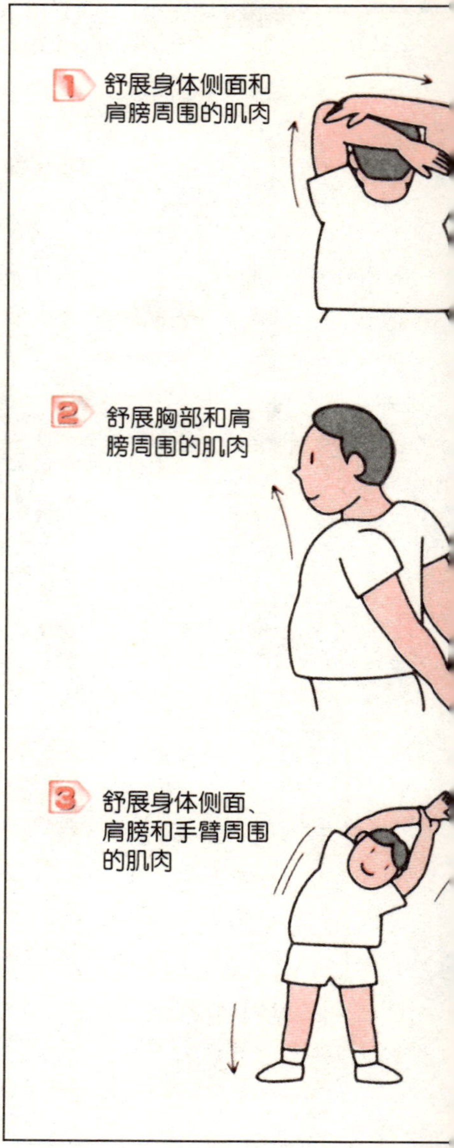

运动前后高效的舒展体操

4 舒展大腿内侧和腰部肌肉

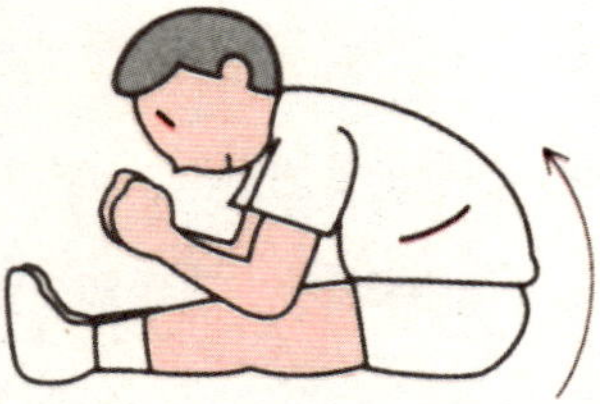

5 舒展臀部、腰部和大腿侧面的肌肉

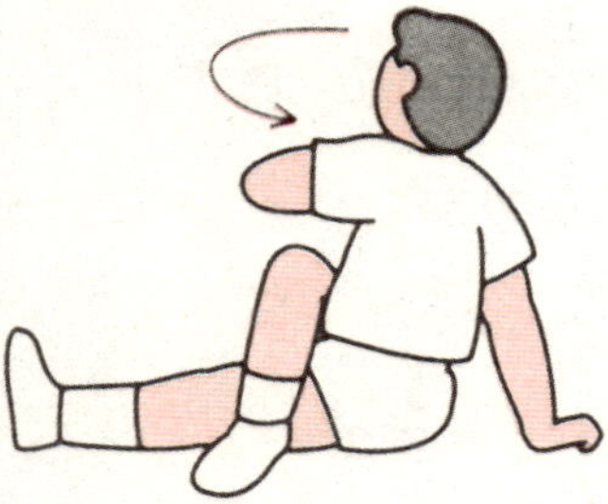

6 舒展大腿内侧肌肉、膝关节和股关节

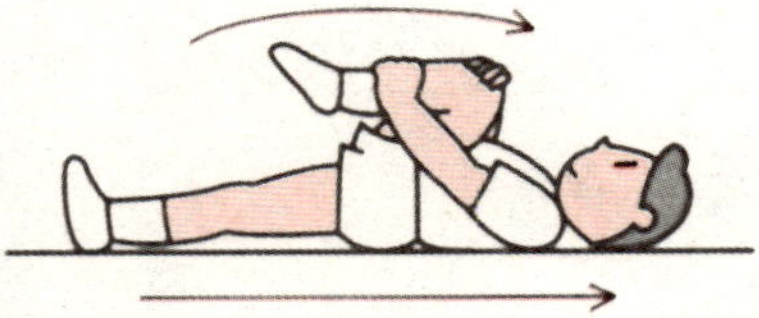

7 舒展臀部、腰部和大腿外侧肌肉

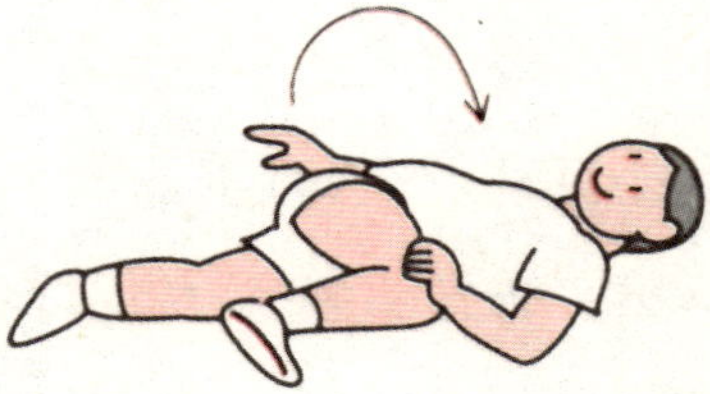

8 舒展大腿内侧、股关节和腰部肌肉

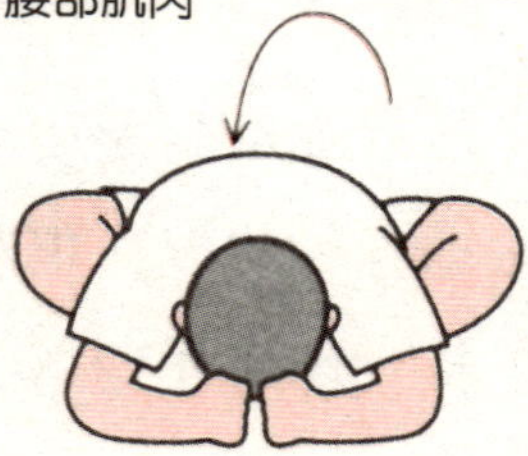

9 舒展身体内侧及肩膀周边的肌肉

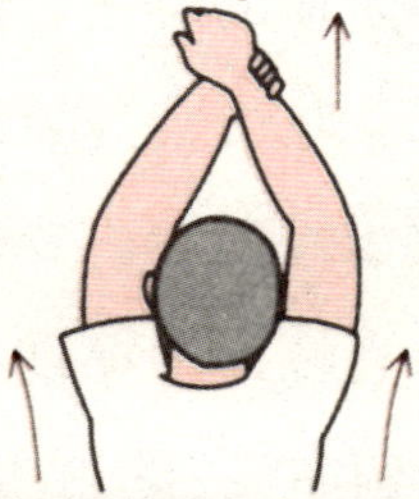

舒展运动进行到身体全部活动开为止

随时随地，任何人都能做到——每日行走1万步

日常生活中，对于以下两种情况的患者，推荐一种运动疗法，即“每日快速行走1万步”。这适合两种患者：一是不能制订适合自己的运动疗法的患者；二是因生活不规律无法实行已经制订好的运动疗法的患者。

每日行走1万步，数字乍听起来可能比较惊人，其实不然。普通人每天大概行走3 000～4 000步，“每日1万步”也就是正常行走的2～3倍。如果步行去公司上班或是步行去购物的话，大概走30～40分钟就能达到“每日1万步”的标准。

快速行走是全身运动，需要吸入氧气，属于有氧运动。根据身体状况，很容易调节运动节奏，并不需要特别的工具、场所和设备。这是最适合糖尿病的运动，此运动易于坚持，能满足所有运动疗法的要求。

这里，有两点需要大家注意。首先，要穿易于步行且已经穿习惯的鞋子，高跟鞋会增加脚的负担，较硬的皮鞋走起来吃力会导致难以长期坚持。其次，行走时，不能太过于慢节奏，要提醒自己“我这是在运动”，迈大步子并大幅度地摆动手臂。如果能备上“万步计”，还能体会到完成目标的成就感。

利于健康的行走方式

轻松自如的速度

随着步伐节奏，呼吸略微变粗

上体伸直

脊柱伸直。可以通过靠墙站立来检测头后部、两肩、腰部、腿肚子及脚后跟的一部分是否贴于墙面

目光平视

目光一直保持平视，行走时注视远方

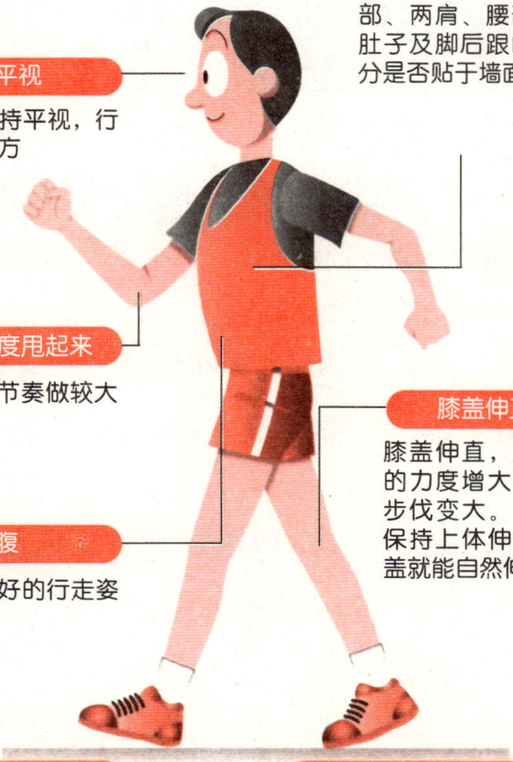

手臂大幅度甩起来

两臂随步伐节奏做较大幅度摆动

膝盖伸直

膝盖伸直，脚蹬地的力度增大，随之步伐变大。如果能保持上体伸直，膝盖就能自然伸展

收腹

收腹能保持好的行走姿势

脚后跟先着地

通过前脚脚后跟先着地，然后后脚脚尖蹬地面的方式来移动身体

脚尖朝前

脚尖朝着行走前进的方向。相比平常的步子，迈得大一些

适合老年人的运动

运动疗法过程中，为了避免给身体造成负担，老年人很多地方需要注意。

人一上年纪，血管和骨头变得脆弱，活动起来也较迟钝。如果不注意这些变化，像年轻人一样运动，不仅难以长期坚持，还可能在运动中出现受伤等情况。

作为老年人，首先应该选择步行或体操等强度较低的运动项目，这些项目一般不会给身体带来负担。同时，运动的时间也要控制好，不要过长，时刻注意保持自己的节奏。

另外，即使同为老年人，也不要在运动过程中和他人比赛，因为个体之间的状态和运动能力差异很大。一定要按照医生的嘱咐，来制订运动疗法计划。

还有一点，需要提醒大家，那就是在实施运动疗法的过程中，很多人容易忽视正在同步进行的饮食疗法。认为只要比规定的运动量稍微多做了一点，就消耗了很多热量，就可以多摄入一些食物，其实这种想法是错误的。运动疗法只有在正确实施饮食疗法等其他治疗方式的基础上才能发挥作用，一定要注意不能吃过量。

适合老年人的2种体操

毛巾体操

通过手腕
转动毛巾

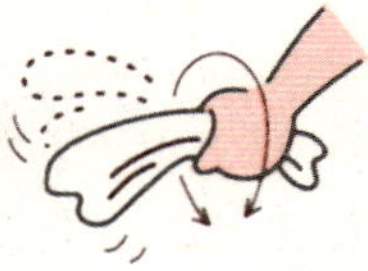

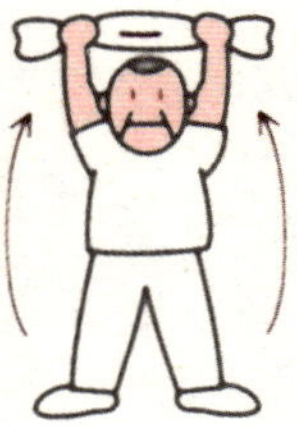

手持毛巾与肩同
宽，胳膊肘不弯
曲向上伸直

用力向两边拉扯
毛巾

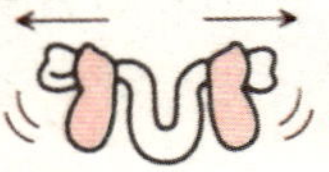

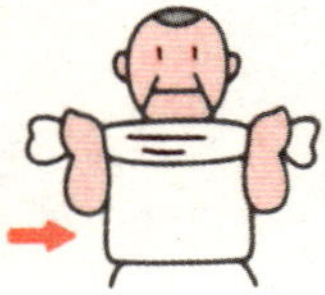

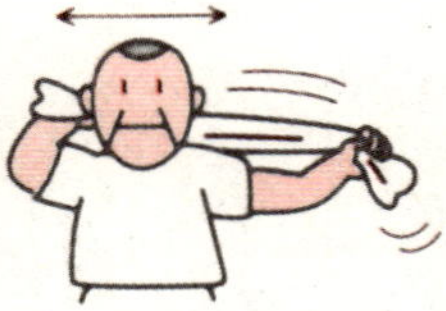

模仿洗澡搓
背的动作，
往左右两边
拉毛巾

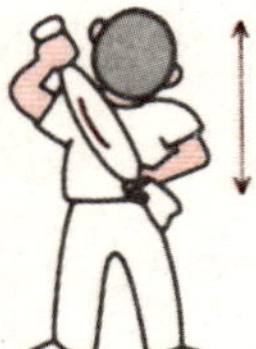

模仿洗澡搓背的动
作，上下拉毛巾

每个动作
做7～8遍

凳子体操

拉伸两只胳膊
和两条腿

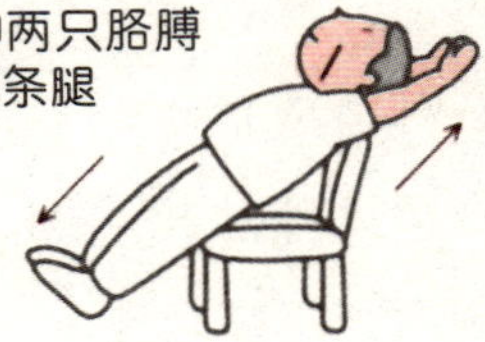

将两只胳膊交叉
在头顶，然后向
上方拉伸身体

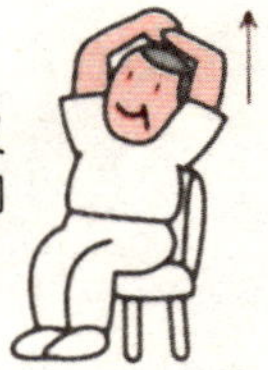

两条腿交互抬起，
且每次抬起后保持
几秒不动

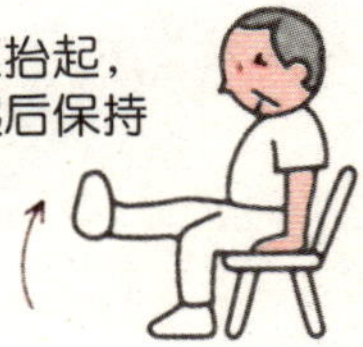

将胳膊从侧
面往上方抬
起

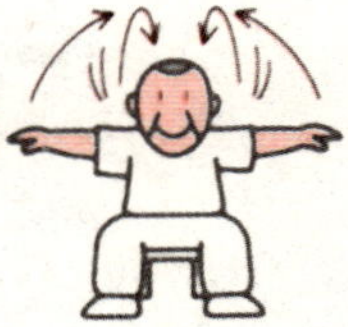

胳膊前后甩动

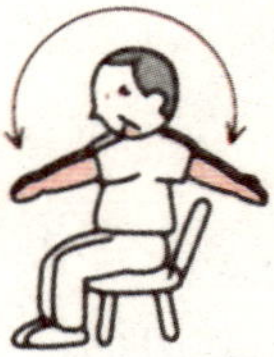

专栏5 根据脉搏的跳动次数确定最适合自己的运动强度

有些患者平日里从来不运动，一听说治疗糖尿病必须采取运动疗法，就不管三七二十一马上开始运动，这种情况会对心脏造成负担，很危险。相反，如果运动强度过小，也得不到运动疗法相应的效果。因此，确定适合自己的运动量及运动强度很有必要。

运动强度因人而异，个体之间差异较大。如慢跑30分钟下来，有人觉得运动强度还不够，而有人则觉得非常累。这种情况下，我们可以通过测量脉搏跳动的次数来把握运动的强度。

如何测量脉搏跳动次数?

一般的操作方法如下：将一只手的食指、中指及无名指放在另一只的手腕内侧。用这种方法在运动后10秒时间进行测量，然后将该数字乘以6得到1分钟的脉搏跳动次数。每种运动，最好能将运动时的脉搏跳动次数控制在每分钟100～120次为宜。

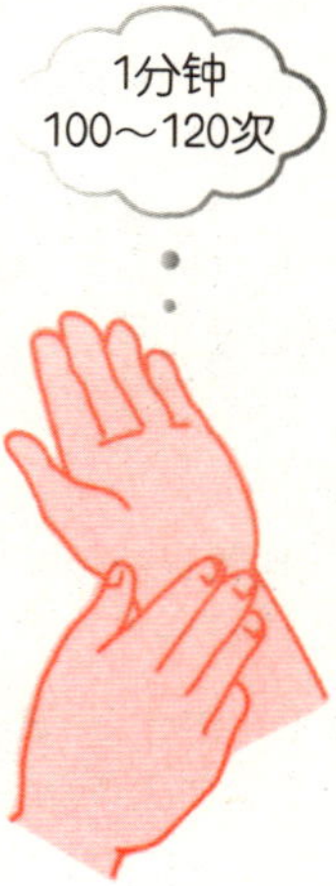

如果无法正确测量的情况下，也可以换种方式，即根据运动下来感觉是“轻松”还是“有点累”来判断运动强度。有些人认为，“运动到不感觉累就不会有效果，每次运动下来都得很累”。这种想法是错误的，运动要把握度。

第6章

糖尿病药物治疗的进展

如何有效利用药物

1 型糖尿病和 2 型糖尿病的药物疗法基础知识

日本糖尿病患者中，95%为 2 型糖尿病，其基本治疗方式为饮食疗法和运动疗法。当两种基本疗法不能很好地控制血糖时，需要考虑药物疗法。最近出现了一种新的观点："为了防止糖尿病并发症，需要严格地控制血糖。即使是 2 型糖尿病，也需要口服降血糖药物或注射胰岛素。"

治疗 1 型糖尿病需要注射胰岛素，但是不能因为注射了胰岛素就不进行饮食疗法或运动疗法。正确的治疗方法为通过饮食疗法和运动疗法控制血糖，在此基础之上再注射胰岛素。

药物疗法用到的药物主要分为两种：一种为口服药，另一种为胰岛素注射。治疗 2 型糖尿病一般是以上两种药物二选一，1 型糖尿病患者则要注射胰岛素。

一些患者在治疗过程中，为了能尽情地吃自己爱吃的食物，从而服用药物。这种观点是完全错误的，光依赖药物会导致病情恶化。

适用于血糖控制较差的2型糖尿病口服降血糖药物

2型糖尿病患者在接受饮食疗法和运动疗法后，如果还不能控制好血糖值，则需要口服降血糖药物。

口服降血糖药物主要分为以下几类：①通过刺激胰脏的β细胞促进分泌胰岛素，抑制经肝糖原分解进入血液的葡萄糖的量，从而阻止血糖值上升的药物（缩二胍）；②通过抑制小肠上段上皮细胞对淀粉、糖等的糖分吸收，延缓饭后血糖值上升的药物（α－糖苷酶抑制剂）；③改善胰岛素抵抗的药物（噻唑烷二酮类）；④通过刺激胰岛素的早期分泌，有效降低餐后血糖的药物。包括近期销售的药物（那格列奈、米格列奈）等。

另外，还有一些中药和民间疗法中所用到的药物，但是这些药物几乎不具备降低血糖值的功效。

治疗糖尿病的口服药并不是服用的越多，其功效就越好。药物服用需要适量。健康人群的血糖值变化随着一天的生活节奏，时而上升，时而下降。口服药的作用就是使得糖尿病患者的血糖值向健康人群靠近。因此，每天定时定量服用很重要。为了控制好血糖，主治医生会认真观察所用药物的种类、药物量和血糖值、糖血红蛋白之间的变化关系。

1型糖尿病患者都需要采用胰岛素注射疗法

1型糖尿病患者因胰脏完全不能分泌胰岛素，或是分泌量极少，从而需要接受胰岛素注射疗法。

2型糖尿病患者，如果出现以下情况则需要注射胰岛素：口服降血糖药物效果不理想、肝障碍或肾障碍、因其他疾病或受伤需要手术、严重感染、妊娠高血糖等。

胰岛素与口服降血糖药物完全不同，两者不能互相替代。

1型糖尿病患者，由于体内胰岛素严重缺乏，需要注射胰岛素补充。如果停止注射，无论多么严格地执行饮食疗法也起不到降低高血糖的效果。而且只要一中止胰岛素注射，血糖值就会急剧上升，导致酮症酸中毒昏睡。这种情况非常危险，大家千万要注意。

因此，1型糖尿病患者需要终生注射胰岛素，而胰岛素相对不足的2型糖尿病患者则可以根据血糖控制情况从注射胰岛素变换到口服降血糖药物，理想情况下，还可以中止药物治疗。

以下情况必须注射胰岛素

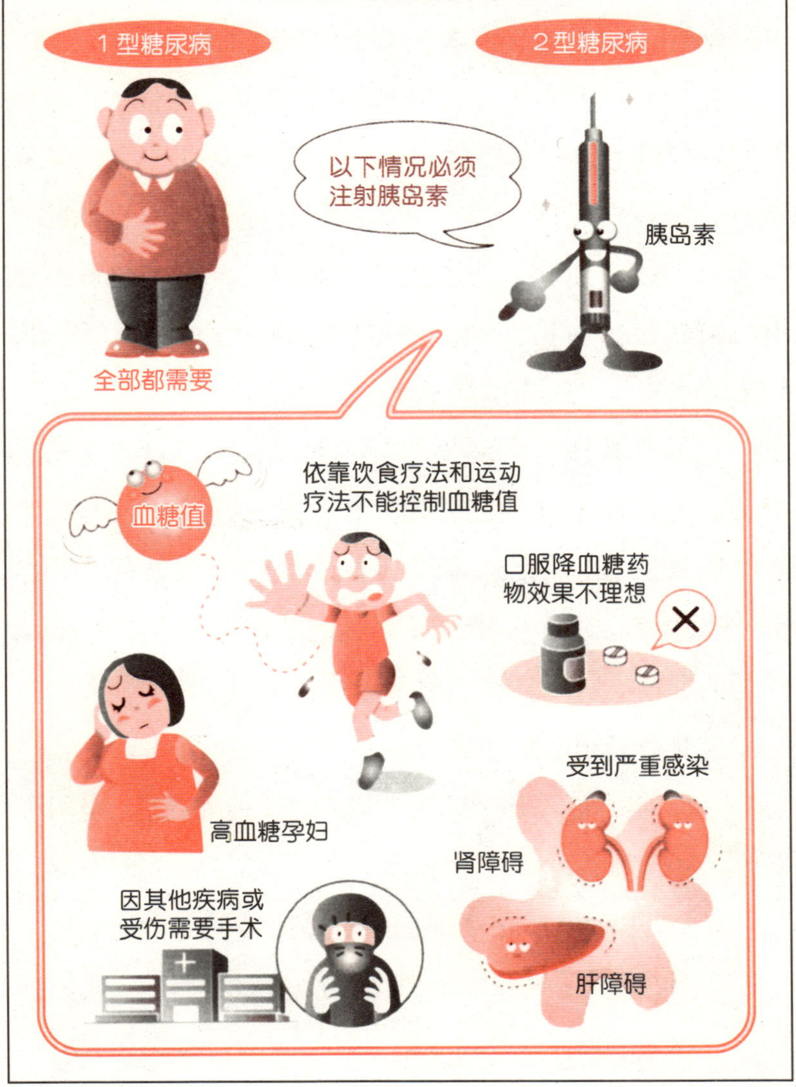

自测血糖值

为了正确把握日常血糖值的状态，接受胰岛素注射等药物疗法的糖尿病患者，需要自测血糖值。

家用简易血糖值测量仪的测量方法主要分为“电极法”和“比色法”两大类别。首先用专用采血针（穿刺器）扎破指尖采血，取少量血液，接下来，电极法的仪器会自动吸进血液，比色法则只需将一滴血液滴在试纸上，方法极其简易。测量所需时间为30~60秒。下页图给出的为电极法的测量方式。

测量仪器种类众多，测量装置和采血工具都会成套出售，患者在家就能轻松操作。目前市场上又出现一些新的测量仪器，只需将指尖放置在仪器上便能测得血糖值。当患者自身需要测量血糖值时，医生就会告知患者仪器的选择方法、购买方法及测量方法。

自测血糖值有以下优点：

（1）自身能够在短时间内明确血糖值的高低，这样一来，注射胰岛素时，可以根据血糖值增减胰岛素的注射量。

（2）在家里及在公司也能掌握血糖值的动态。

（3）能够尽早获知低血糖的危险性。

使用仪器测量血糖值

电极吸血型

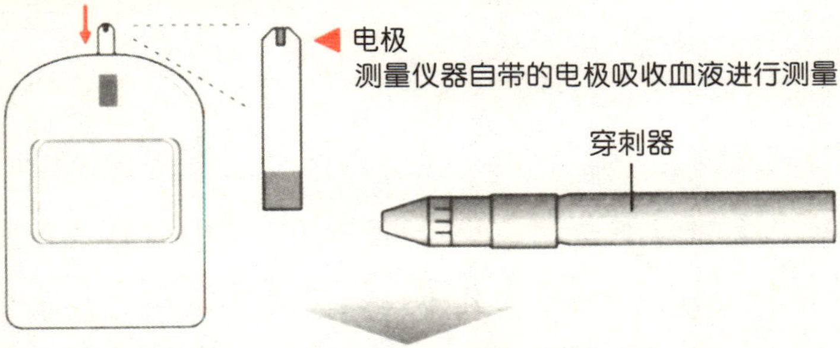

操作顺序（以电极吸血型仪器为例）

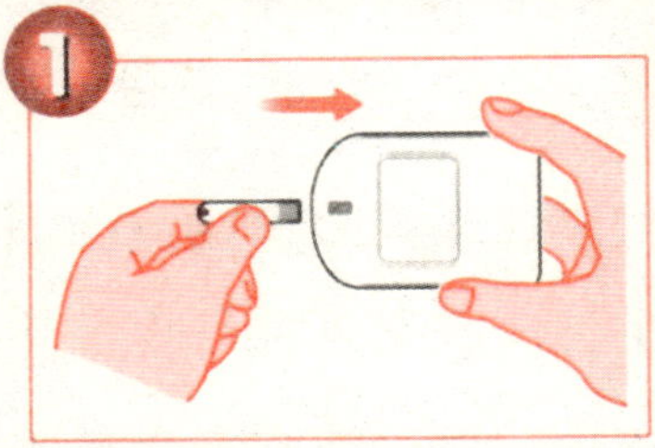

从测量仪器的电极插入口将测量用电极插入

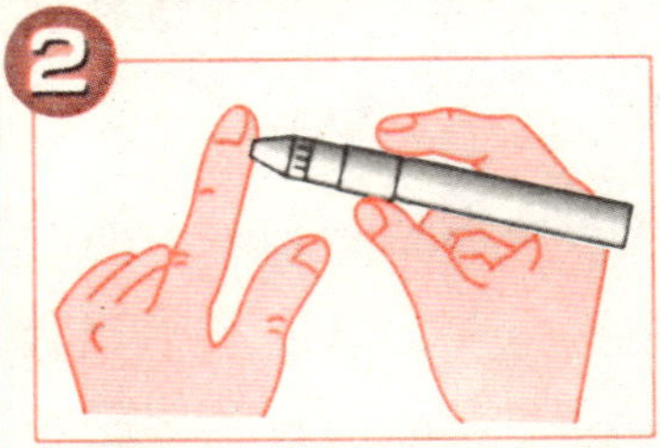

消毒指尖，待干后使用专用采血针（穿刺器）扎破指尖并取少量血液

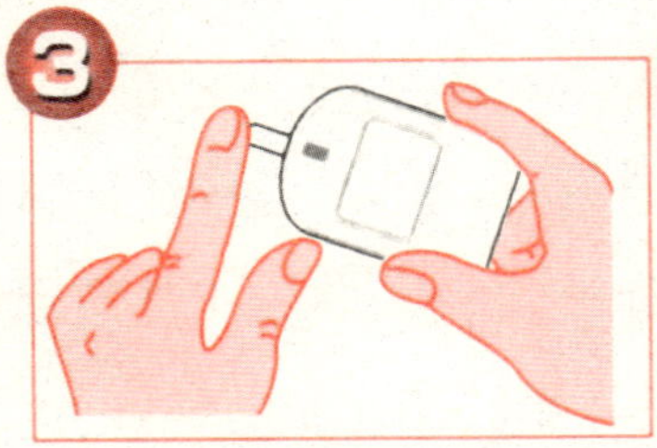

与测量用电极接触使血液被吸收

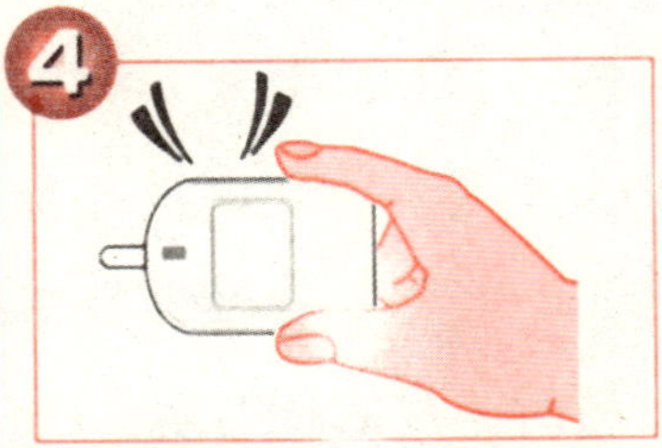

自动测量开始，画面上将显示血糖值

五种胰岛素制剂

根据起效所需时间及作用持续时间，可以将目前市面上主要的胰岛素制剂分为以下五种类型：超短效型、短效型、中效型、混合型和长效型。下页图分别给出了五种类型的起效时间点、作用高峰时间点及平均作用时间。胰岛素注射器由传统注射器演变成笔式注射器，使得胰岛素注射本身，以及患者的QOL（生活质量）发生了巨大的改变。另外，几乎所有患者都改用更换胰岛素储存筒或直接使用一次性注射器。随着胰岛素制剂的不断向前发展，如果能维持良好的血糖控制状态，那么即使再过20年、30年也有可能不出现并发症。

胰岛素是一种蛋白质，如果口服则经胃肠道的消化吸收被分解，从而起不到效果。所以必须进行皮下注射使之进入血液。目前，除了皮下注射，往眼睛或鼻子滴胰岛素的研究也正在进行中，但还没有得到实际应用。

胰岛素和注射器无需放入冰箱保存，行走途中，只要确保不会被弄坏，放入普通袋子即可。笔式注射器放入冰箱，可能会导致器具本身出问题，最好还是室温保存。暂时不用的胰岛素要放在冰箱门侧显眼的位置。

按时间长短起效的五种胰岛素制剂

作用高峰时间和作用持续时间

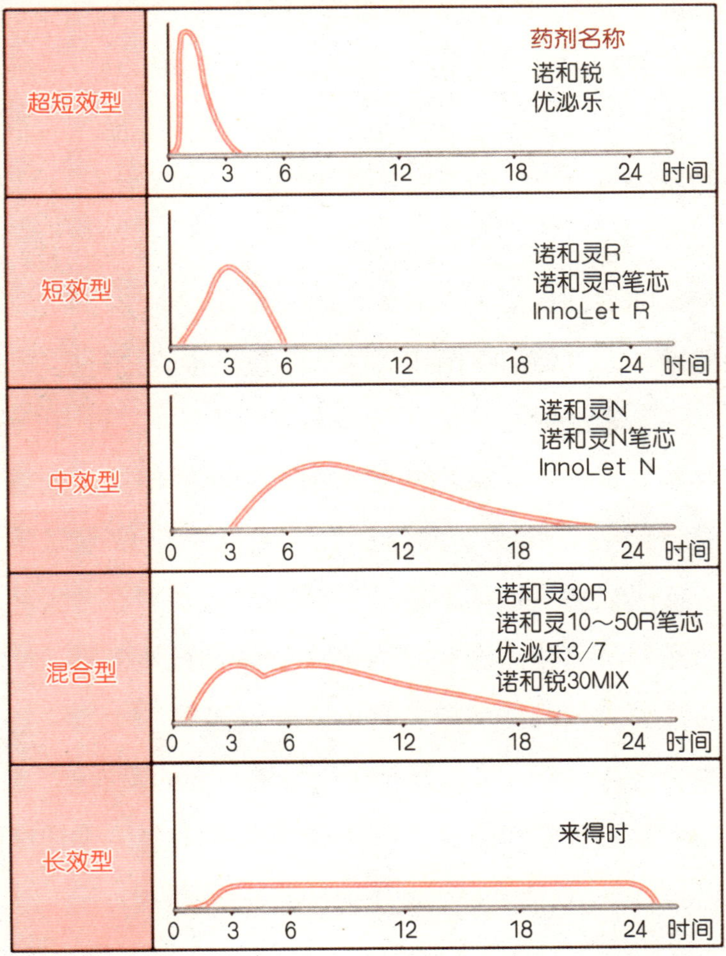

简单无痛的胰岛素注射

当被医生告知需要注射胰岛素，很多人顿时就感到恐惧，考虑到需要终生注射，就会变得愈加不安。其实，胰岛素注射是相当普遍的一种疗法，10个糖尿病患者中就有1人在接受该治疗方式，并非因病情严重所致。

胰岛素注射需要每天进行，为了达到与健康人群一样的血糖值水平，最近有些患者每天不止注射1次，有时多达2～4次。注射场所一般在家或公司，自行注射。近些年，随着注射器的改良，疼痛少，且注射时间较之前也缩短了。只要记住操作方法，小孩儿也能自行操作。

胰岛素注射器分为传统注射器（医生使用）和笔式注射器。目前广泛采用的都是钢笔大小的笔式注射器，后面自带装有胰岛素的储存筒，看起来就像钢笔墨水管，每次只需更换前面的注射针头，而不需像传统注射器那样每次将胰岛素制剂吸进注射筒。另外，笔式注射器的针头引起的疼痛感也有所减少。随着一次性注射器需求的提高，今后注射器有望取得进一步的发展。

具体注射操作顺序，医生或专业人士会给予详细的指导。

易操作的胰岛素注射器

注射部位一般为腹部，上臂外侧和臀部及大腿处也可以。原则上每次需要轮换注射部位

新装置

单手操作的注射器械得以实际应用（InnoLet）

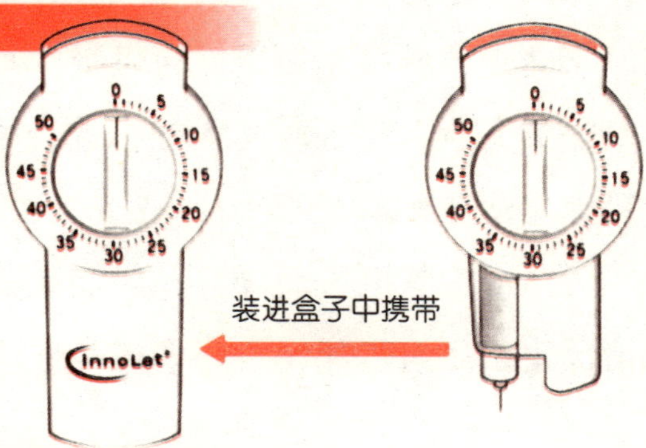

笔式注射器

笔式注射器的注射针头使用完就扔掉，而注射器主体部位可以反复使用。旋转一次剂量选择器便能设定1个刻度单位的胰岛素制剂

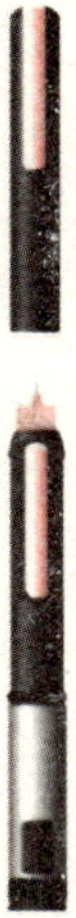

连同整个注射器一起用完扔掉。胰岛素制剂已经提前配好。根据医生的指示，选择装有所需药剂的注射套件

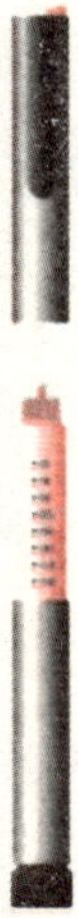

重症低血糖引起昏睡

当胰岛素注射效果过于明显会引起低血糖。口服降血糖药物也好，注射胰岛素也好，对于接受诸如此类药物治疗的糖尿病患者来说，需要特别留意的就是低血糖。低血糖是指血糖值降到2.8毫摩/升以下。原因主要有以下几点：胰岛素制剂注射过量、口服降血糖药物过多、吃的太少、用餐时间太晚、进行了剧烈运动及酒精饮料摄入过量等。

低血糖症状因人而异，一般症状如下页图所示。严重情况下，还有可能出现痉挛或是昏睡等危及生命的症状。

只要一出现低血糖征兆，病情就会加速恶化。因此，只要稍微感到一点异常，就要立刻进行处理，如通过喝糖水或葡萄糖来补给糖分缓解症状。重症情况下，需要静脉注射葡萄糖或提高血糖值的激素（胰增血糖素）。为了防止出现低血糖，有必要在口袋或书包等能够迅速够得着的地方放一些糖。另外，出门时最好随身携带一张写有“我患有糖尿病”的卡片，以便外出时因低血糖发生意识模糊时向旁人求救。

低血糖：一有征兆马上处理

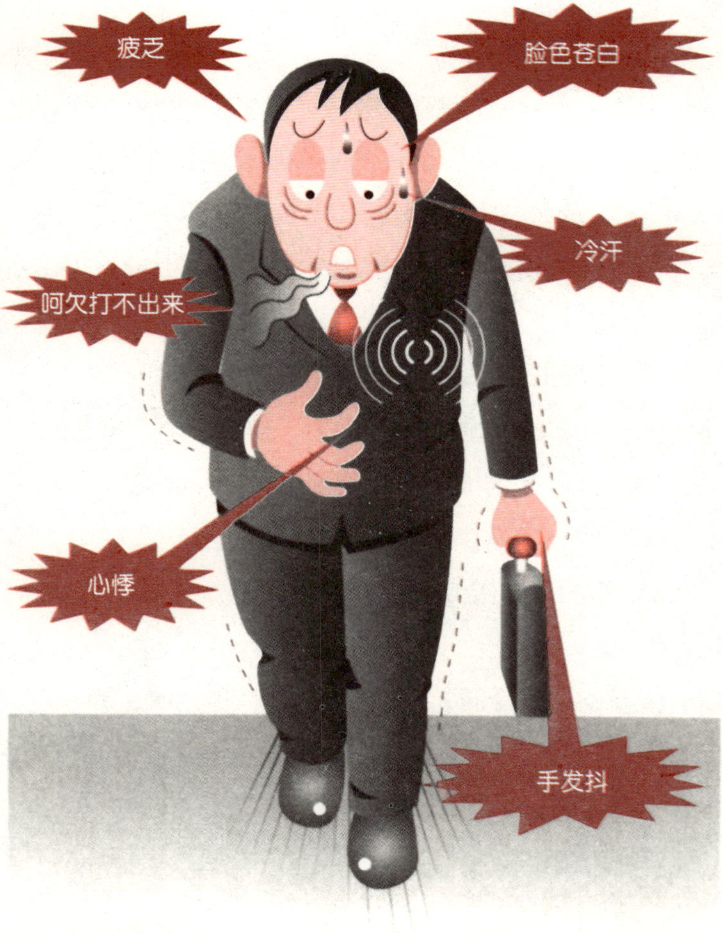

另外，还有可能出现不能说话、走路不稳等症状。
总之，一有征兆就马上补充糖分

专栏6　抽烟有百害而无一益，必须马上戒掉

指导糖尿病饮食疗法的医生或营养管理师经常会谈到：“糖尿病食谱其实并不特别，一般普通人的健康饮食也是由它们构成，里面不含任何不能吃的食物。”但是，对于糖尿病患者来说，食谱中很多食物虽然没被明令禁止，但还是尽量少吃或不吃。如点心、酒、果汁、油炸物和方便食品等。

之所以没有完全禁止上述食品，是担心一旦完全禁止，患者就有可能无法长期坚持饮食疗法。现实中只能提出“尽量不吃”的要求。

只有烟除外，目前还没有找到吸烟可以不对健康造成损害的证据。日本的烟盒上写有“为了健康，不要吸太多”，其实这种说法本身是错误的，美国的烟盒上清楚地写着“吸烟有害健康”。

吸烟是肺癌等诸多癌症及心肌梗死、中风、动脉硬化、神经障碍等疾病的诱因，毫无疑问，也是阻碍糖尿病治疗顺利进行的一大原因。糖尿病患者固然要禁烟，但即使不是糖尿病，想要健康就必须戒烟。

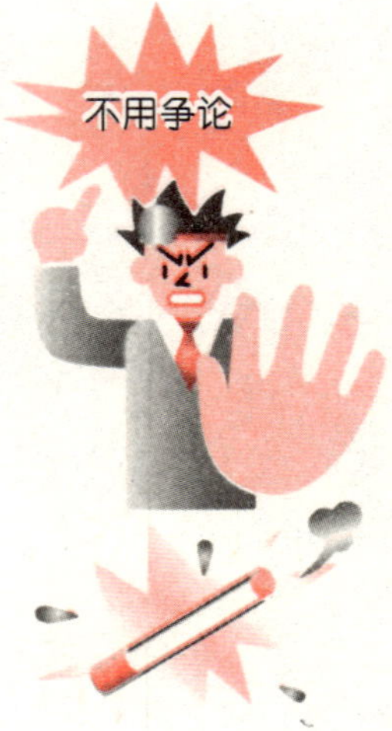

第7章

如何应对糖尿病

如何应对儿童和青少年的糖尿病

儿童和青少年患 2 型糖尿病的人数呈逐渐增多趋势

大家可能会认为只有中老年肥胖男性才会患上糖尿病，其实儿童和青少年中也不乏这类患者。幼儿期到青年期为 1 型糖尿病的发病期，且大都呈急性发病状态，伴有口渴、多尿、极度疲劳和消瘦等症状。这种情况下，胰脏只能分泌少量或者根本不分泌胰岛素，必须通过注射胰岛素来治疗。

近期，儿童和青少年开始出现 2 型糖尿病患者，这种现象以前几乎见不到。究其原因，主要是现阶段的儿童和青少年过食及运动不足所导致。还有一个原因则是这类人群每天喝多达2～4升的果汁或可乐，被称之为“PET bottle （宝特瓶）症候群”。

我们习惯称肥胖或糖尿病为“成人病”，最近该称呼被改为“生活习惯病”，原因是这类疾病的产生和年龄无关，而是源于不好的生活习惯，即使不是成人也会变得肥胖或是患上糖尿病。治疗方式上，儿童和青少年的 2 型糖尿病也是以饮食疗法和运动疗法为主。

父母和学校相关负责人的联合应对非常重要

儿童和青少年糖尿病的基本治疗方式与成人一样包括饮食疗法和运动疗法，饮食疗法需要严格遵守规定的卡路里摄入量，运动疗法同样也需要把握运动量。但是，儿童和青少年处于正能吃的时期，同时也是最想玩的时间段，饮食摄入量和运动量一不小心就会超过规定量。

对于成长期的儿童和青少年，饮食疗法过程中，特别需要注意防止因饮食限制而引起的营养不足。卡路里过量不可取，但营养摄取不足也不行，营养均衡非常重要。相比成人，儿童和青少年的饮食疗法恐怕更加难以把握。

治疗1型糖尿病必须注射胰岛素，儿童和青少年每天的血糖值波动较成人幅度大，每天需要测量很多次，同时胰岛素注射次数也相应增多，有时候一天多达4次以上。

欧美国家，儿童和青少年糖尿病患者人数是日本的30倍，学校已经采取了相应的对策。但是，日本1型糖尿病的儿童和青少年只占极少数，学校采取的对应方式也较少。今后，无论是1型还是2型糖尿病，儿童和青少年患者人数都会呈上升趋势，除了父母亲，班主任老师和体育老师，以及学校的保健员等相关人员必须联合起来，学会如何第一时间应对糖尿病。

父母和孩子必须正确认识并接受糖尿病

对家长来说，孩子被诊断为 1 型糖尿病，恐怕是一个巨大的打击，同时还会产生“怎么会是我家孩子患上这种病……”等各种不安的想法，这时亟需调整心情并开始接受相应的治疗。

1 型糖尿病必须接受胰岛素注射。不要寄希望于一些民间疗法，如“即使不注射胰岛素也能治疗糖尿病”，也不能浪费时间去寻找可以不通过注射胰岛素来治疗 1 型糖尿病的医生或医院等，这样很容易导致病情急剧恶化，甚至提前引起糖尿病并发症。

正确的做法是面对现实，认识并接受糖尿病，尽早开始正确的治疗。治疗过程中，控制血糖值，努力不让并发症出现。

为此，父母和孩子本人需要正确认识糖尿病，这一点非常重要。父母使用通俗易懂的语言表达方式使孩子懂得自己患的是什么病，需要养成怎样的生活习惯。

另外，最好还能够让孩子交一些能够理解糖尿病的朋友，周围人的关怀和帮助有利于病情的稳定。

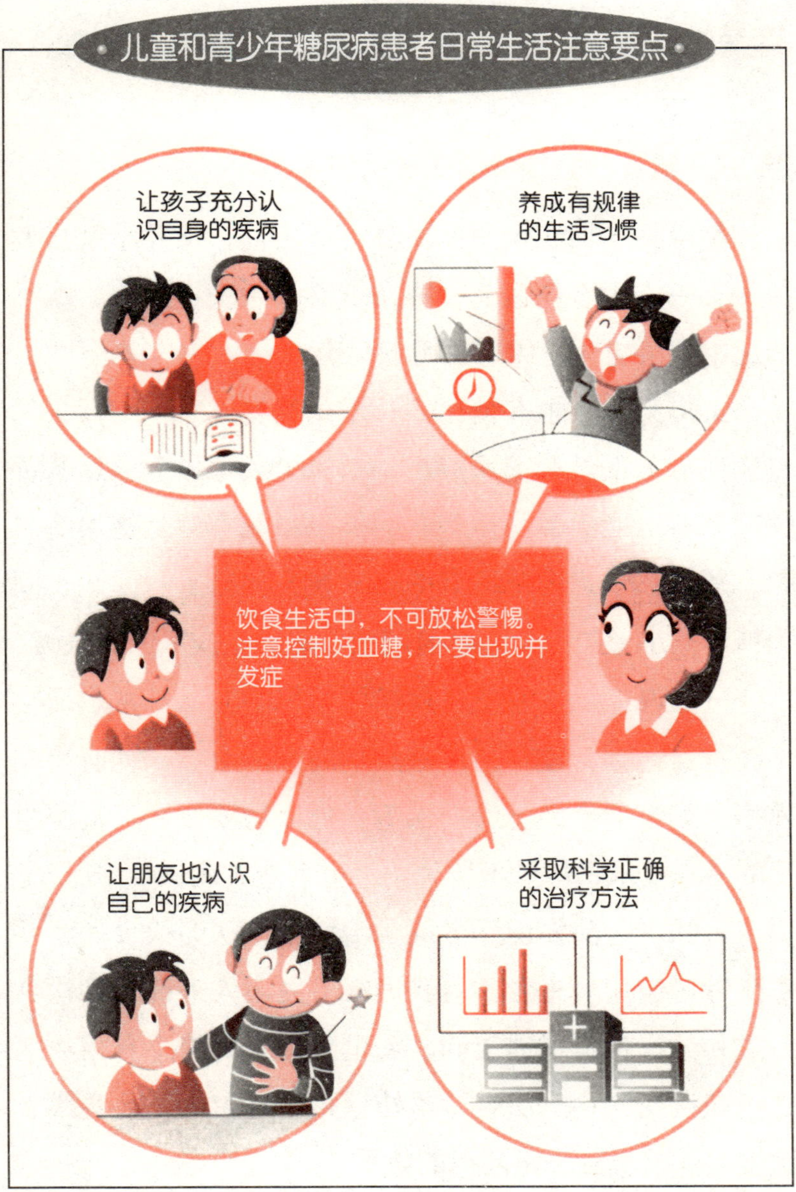
儿童和青少年糖尿病患者日常生活注意要点
让孩子充分认识自身的疾病
养成有规律的生活习惯
饮食生活中，不可放松警惕。注意控制好血糖，不要出现并发症
让朋友也认识自己的疾病
采取科学正确的治疗方法

做好终生应对糖尿病的准备

糖尿病体质会经父母遗传给孩子

虽说易患糖尿病的体质具有遗传性，但并不是只要父母某一方患有糖尿病，孩子就必会患上糖尿病。哪种情况下糖尿病会遗传目前还不明确。

父母某一方患有糖尿病孩子却相安无事，相反，父母任何一方都没有糖尿病孩子却患上了糖尿病，这两种情况都有可能出现。但是，如果父母双方都是糖尿病患者，那么孩子患上糖尿病的概率就会相当高。因此，同为糖尿病患者的男女，婚前应找主治医生或家人商量。

一般说来，具有糖尿病遗传基因的人，日常生活中不注意，一旦养成了易患糖尿病的生活习惯，就有可能发病。如果你已经患有糖尿病，那么需要按照下页图给出的三点要求，尽量不让孩子再患上糖尿病。

另外，之前强调好多遍，治疗糖尿病的饮食疗法并不仅针对糖尿病患者，对我们很多健康人来说这种饮食方式和结构也是很理想的。家里父母亲如果患有糖尿病且正在接受饮食疗法时，不妨让孩子也参与并且实践。这样还能够起到一举两得的效果。

防止孩子患上糖尿病的3大要点

1 不要过食，防止肥胖

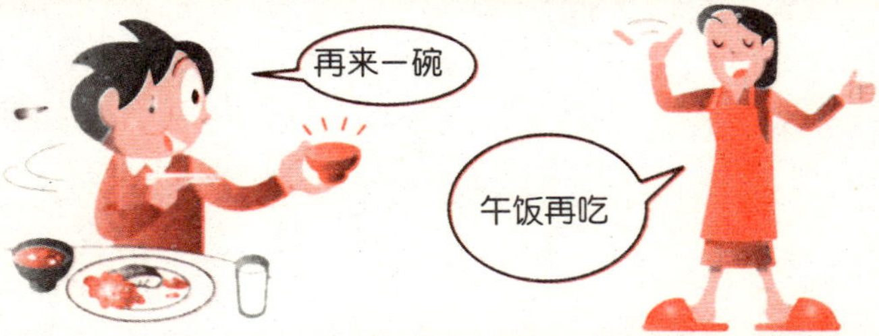

2 平常注意活动身体

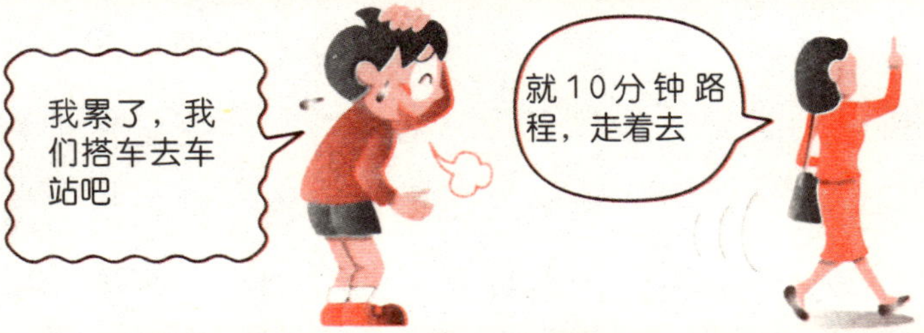

3 一年接受一次尿糖和血糖检查

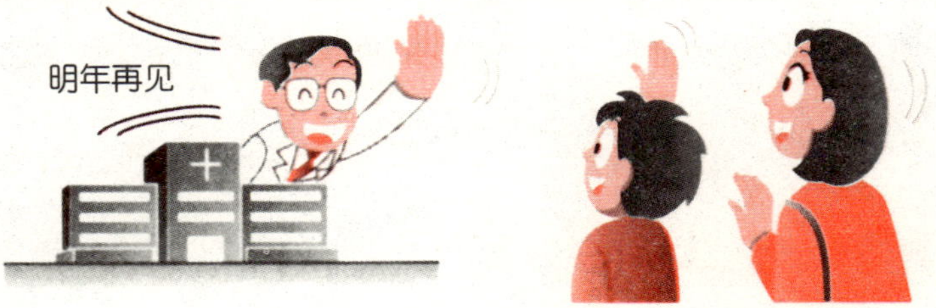

糖尿病患者的婚姻需要伴侣及周围人的理解和配合

只要一患上糖尿病，就必须终生应对。但是，只要能将血糖控制好，几乎可以过上和健康人没有区别的生活。

糖尿病患者和健康人一样可以结婚。但是，因饮食疗法和运动疗法，糖尿病患者的日常生活需要接受严格的控制，这一点必须得到伴侣的理解。因此，要求患者如实地将自己的病情告知对方。生活中难免会产生一些误解，此时应找主治医生或护士商量，争取得到对方及其家人的理解。

人一结婚，就要过上和之前完全不同的生活。这其中有快乐的时光，但也会因生活环境的改变给精神和肉体上带来压力。有不少糖尿病患者因为结婚导致血糖值控制情况变差，因此，最好是婚前咨询主治医生：应该做哪些准备，需不需要改变药量等。

女性结婚后随着妊娠和生子，血糖值就会出现紊乱，有可能加剧糖尿病的恶化，而且还有可能遗传给孩子，这一系列问题都需要事前找医生商量。

只要正确认识糖尿病，就不会成为婚姻的阻碍

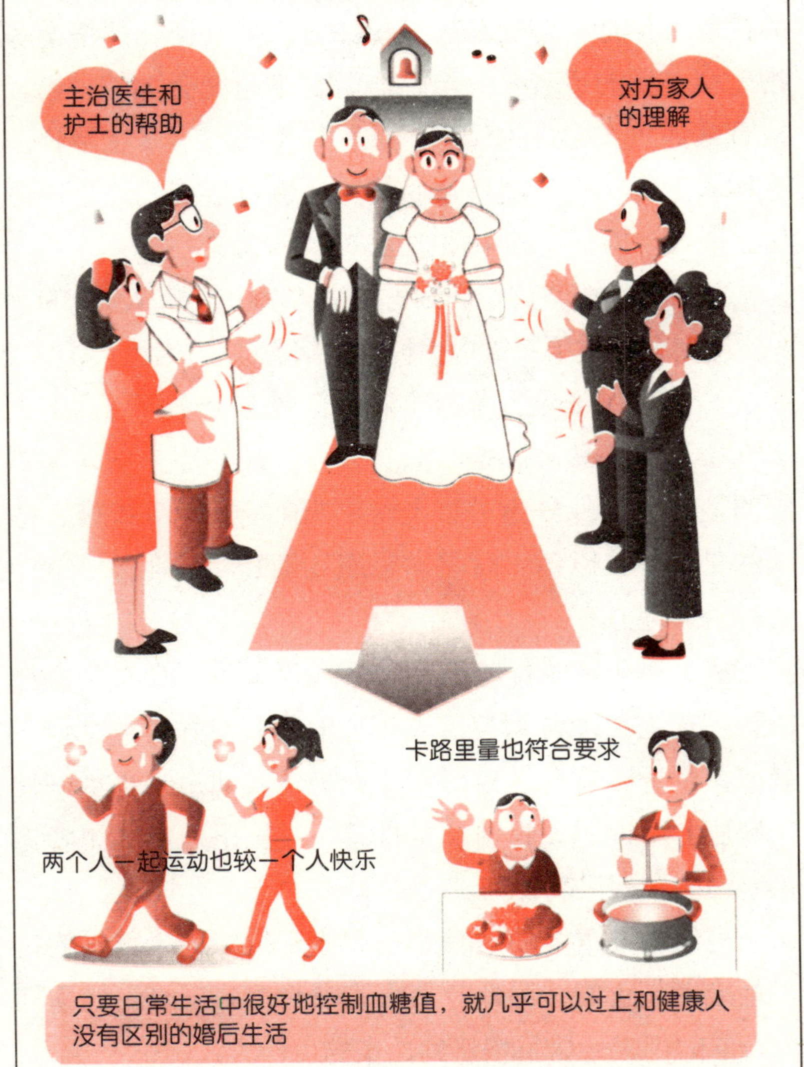

只要日常生活中很好地控制血糖值，就几乎可以过上和健康人没有区别的婚后生活

旅行注意事项

旅行不仅能释放精神上的压力，同时还有益于血糖的控制。但是，即使是平日里注重营养平衡，严格遵守指定摄入量的患者，一出去旅游，难免就会放松警惕，抱着“偶尔多吃点也没事”这种侥幸心理，暴饮暴食。这样的旅行不但不能转换心情，还有可能使病情加剧恶化。因此，旅行过程中需要遵守以下几点。

旅行前，要将旅行计划告知主治医生，听取医生的意见。有时候还需要根据血糖控制的状态改变旅行计划。

对于正在接受胰岛素注射的患者来说，旅行途中应多准备一些胰岛素制剂，以防万一，最好能分别放在不同的地方。另外，为了防止出现低血糖，随身携带一些糖和果汁等，以备不时之需，而且最好能放在伸手就能够得着的地方。

务必带上健康保险证和糖尿病患者卡。如果是海外旅行，还需要准备用英语或是当地语言写好的糖尿病患者卡。最近，有些航空公司开始为糖尿病患者提供一种特殊服务，即只要提前预定机票，飞机上还能为患者提供专门的“糖尿病餐”。

当然，最重要的是时间一定要充裕，过于紧张的行程是绝对禁止的。另外，旅行归来后，必须马上切换到旅行前的模式，尽早恢复到原来的生活方式。

旅行的4个注意事项

1 将旅行计划告知主治医生，听取医生的意见

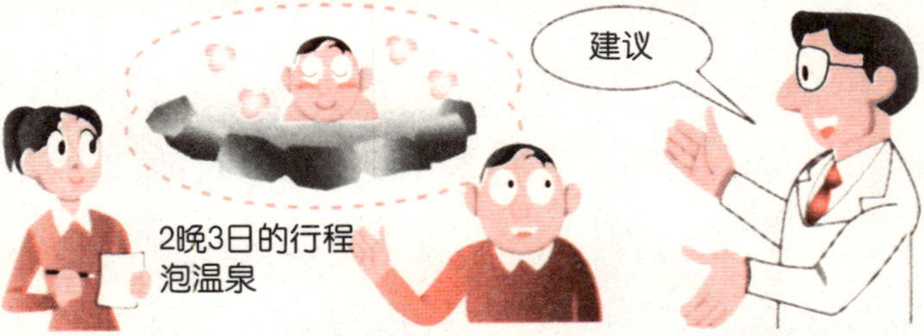

2 需要注射胰岛素的患者，应多备一些胰岛素制剂

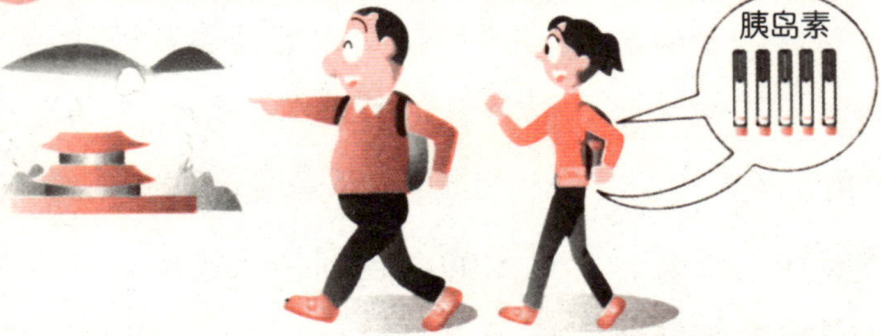

3 准备一些第一时间能够补充的糖分

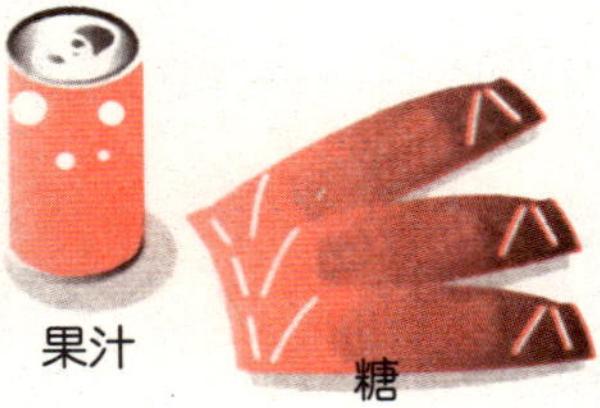

4 务必带上健康保险证和糖尿病患者卡

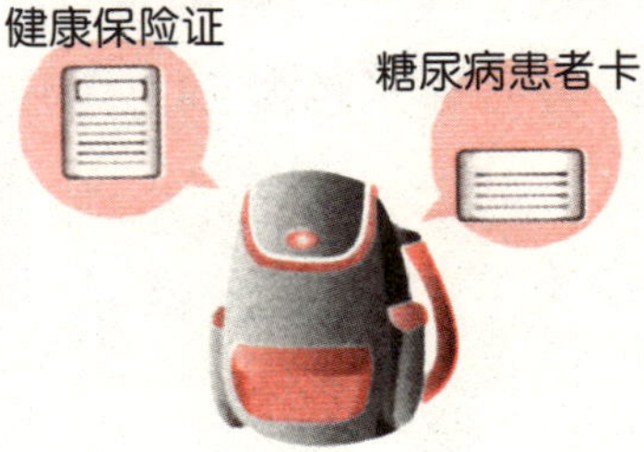

旅途中谨防疏忽大意

旅途中特别需要留意饮食，这一点不限于糖尿病患者，所有需要控制饮食的生活习惯病的患者都得注意。平常，在家里吃饭，食材基本都能把握，营养成分也大致能够了解。即使是在外面就餐，也是常吃的几样菜，食材和营养成分的计算基本不会出错。而旅途中的酒店（旅馆）和餐馆则不同，为了让客人吃到当地有名的食物，抑或是出于热情，会为客人做一些别具匠心的食物，在这种情况下，卡路里的计算就显得异常困难。基本可以认为酒店或餐馆中吃到的大部分食物的卡路里都要比家里的饭菜高，而且，旅行在外，酒精摄入量也容易过度。

另外，还有一个更大的问题则是旅途中容易疏忽大意，影响血糖控制。旅行可以放松身心，同时，它也能动摇每天认真执行的饮食计划，容易产生“随他去吧”等心理，退回到以前不良的饮食习惯。因此，旅行回来后，务必尽早恢复到之前制订好的饮食计划中去。

旅途饮食务必记住的6个要点

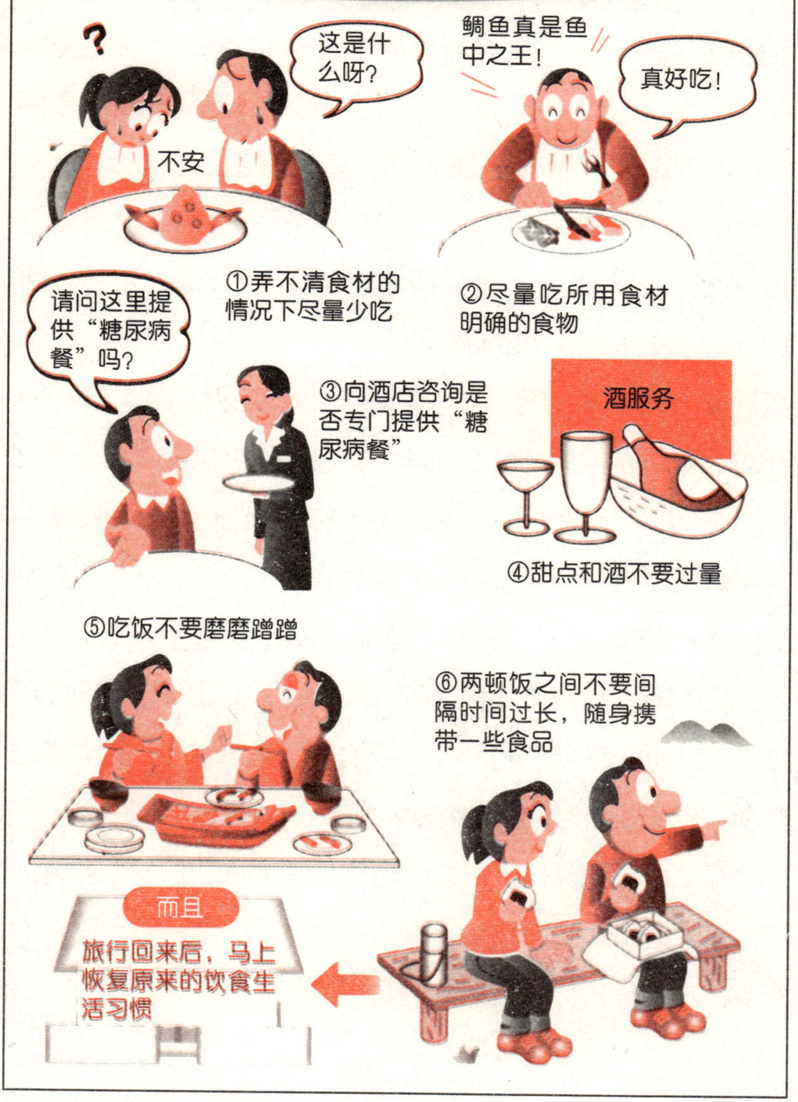

保持清洁以防感染

白细胞可以消灭入侵身体的细菌和病毒，但是当血糖值升高，白细胞的免疫能力就会降低，容易感染疾病。一出现感染，胰岛素的功效也会下降，导致糖尿病病情加剧恶化，陷入恶性循环。尤其需要注意。

口腔中的环境、温度适宜，水分和营养成分充足，容易滋生各种细菌。糖尿病患者饭后应认真刷牙，尽可能降低口中细菌繁殖的概率。

另外，糖尿病还会引起大范围的神经障碍，神经障碍加上足部的动脉硬化，如果出现被鞋磨破脚、足癣及小的烫伤等，不留意这种足部小伤，很有可能导致足部坏死。现实生活中，人们很容易忽视足部创伤，不知不觉伤势已经变得相当严重，最后只能截断患处。

住在医院的糖尿病患者，即使足部出现很小的创伤，医生也会对其进行彻底的治疗。相反，没有住院的患者，这方面千万不要麻痹大意。

最后，无论是为了防止感染还是顺利进行糖尿病治疗，日常生活中在保持身体清洁的同时，还要控制好血糖值。

寻求周围人的理解

饮食疗法过程中，最大的阻碍恐怕来自周围人的邀请。特别是白领阶层，因在外就餐或是宴会，这种情况下，不如干脆将自己患有糖尿病的事实公布于众，寻求大家的理解。

很遗憾，目前还有不少人对糖尿病持有误解和偏见，导致一些糖尿病患者不敢公布自己的病情。我认为，提前说明比较好，这样既不会妨碍工作，也能够按照自己的节奏来持续进行饮食疗法。同时，还能够争取时间进行运动疗法，如上班途中多步行一会儿，或是利用中午休息的时间做一些较轻松的运动。

血糖控制中，有可能出人意料地出现低血糖等重大症状，最好能够将出现这种症状时的处理方法告诉周围人。

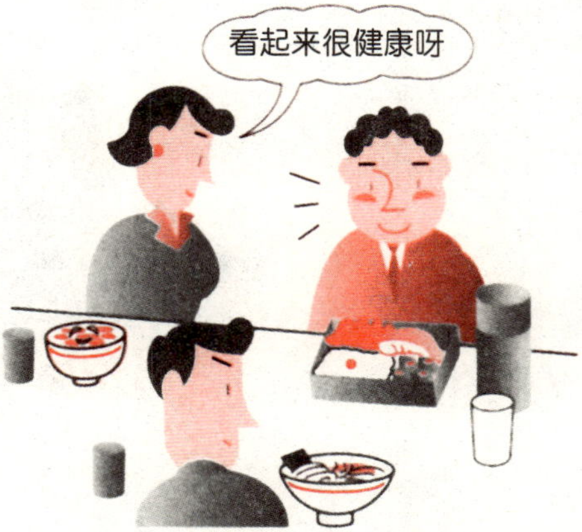

将自己患有糖尿病的事实告诉周围人

应对推荐的“民间疗法”

社会上常有一些治疗糖尿病的广告词，诸如“只要吃（喝）这个，就一定能够痊愈！”等。之所以会有这种吸引人的词句，还是源于患者本身认为糖尿病一辈子都不可能根治的观念。

如果仅吃民间号称能治疗糖尿病的药物或食物，而不实行常规疗法，几乎不可能使血糖值恢复正常。很多人就是因为相信民间疗法而中止饮食疗法和药物疗法，导致血糖值出现紊乱。

熟人向我们推荐民间疗法时，不要碍于面子而不婉言拒绝。自己的健康只能靠自己来维护。不能依赖民间疗法，而应该踏踏实实，采取正规疗法。

要有拒绝民间疗法的勇气

应对新的治疗方法

报纸、杂志和电视等宣传媒介经常会刊登或播放一些糖尿病的信息，很多人认为媒体宣传的信息都是真实的，其实其中不乏一些坑蒙拐骗之词，甚至有些信息有害无益。

医生和营养管理师推荐的治疗方法短时间内恐怕难以见效，这样导致很多急性子患者很容易被所谓的“立马见效”等骗人招数所迷惑，最后陷入不可挽回的局面。

报纸上也会经常刊登一些治疗糖尿病的新方法，而其中真正有效的只占极少数。有些只是在动物实验中取得了成功，媒体就借机大肆宣扬。殊不知动物实验取得成功不代表就适用于人类。

因此，当我们面对各种天花乱坠的宣传时，一定不能盲目地相信，而应该以旁观者的身份冷静地思考和观察。

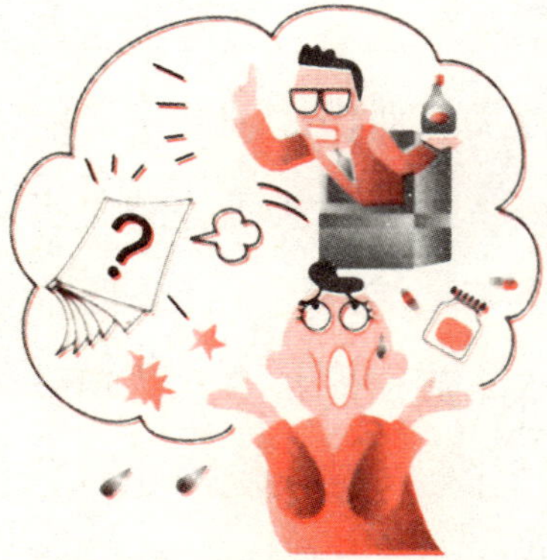

报道中有正确信息也有欺骗信息

有点小病反而长寿

糖尿病不是通过吃药或手术就能治愈的疾病，而是需要一直控制血糖值。乍听起来可能感觉很麻烦，其实我们只要做到生活规律且营养均衡，外加适当运动即可。

生活方面，严格遵守主治医生的指示，很好地控制好血糖值，就能过上和健康人完全没有区别的生活。工作方面，除了高空作业、火车司机等特殊职业，几乎没有什么工作是糖尿病患者不能做的。虽说治疗过程中需要医生或营养管理师的意见和指导，但是糖尿病属于依靠自己的力量能够治愈的疾病。相比其他很多只能依靠医生医术的疾病还是要好很多。

糖尿病治疗过程中养成的良好生活习惯能够帮助控制血糖，血糖控制好了还能预防或者治疗高血压、高血脂及痛风等生活习惯病。正所谓“有点小病反而长寿”。积极应对糖尿病，健康快乐地享受生活吧！

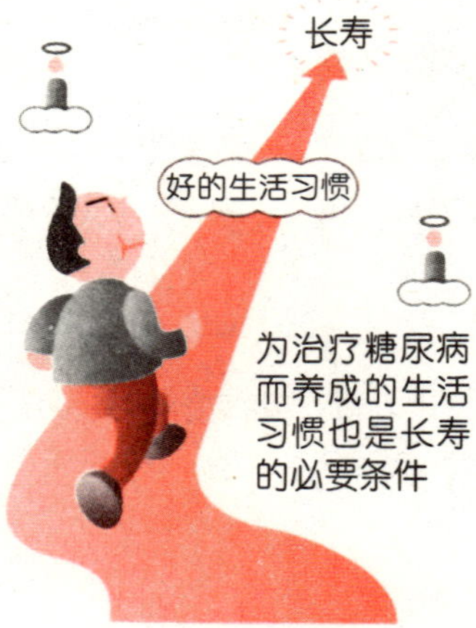

全国各地的糖尿病患友会

糖尿病患者的个人态度和生活方式，可以产生两种结果：一种是因血糖控制不好而住院治疗并受到各种生活上的限制；另一种则是血糖控制得好过着和健康人几乎没有区别的生活。虽说个人因素占主导，但周围人的理解和帮助也很重要。

首先，我们要和身边的人建立起良好的关系，如医生、护士、家人、朋友和同事等。另外，和糖尿病患友建立起联系并交换信息，相互倾诉和相互鼓励。日本有糖尿病协会，该协会召集糖尿病患者、医生及志愿者，举行各种活动。各个都道府县（日本的行政单位）都设有支部，发行协会杂志，举行小组活动，并为儿童开展野营及糖尿病启蒙教育活动。

另外，各地还有糖尿病患友会，大家参会的积极性很高。各地糖尿病患友会的联络方式可以向当地主治医生咨询。

擅自中断治疗病情必然恶化

这里所说的“中断治疗”是指不经过医院的同意，擅自放弃血糖控制行为。不用说，其结果肯定是病情日趋恶化。

例如，正在口服降血糖药物的患者如果中断治疗，会导致血糖彻底失控，重新治疗的话，则需要被迫改用胰岛素注射，严重时，还会导致眼底出血甚至失明。这种患者不在少数。

擅自中断治疗的患者主要有以下几个共同点：① 自觉症状消失；②太忙，没时间去医院；③不能再接受食物限制；④没有正确认识糖尿病。

治疗过程中，有些患者自觉症状一消失，就擅自断定已经治愈，不再需要治疗。糖尿病是因生活习惯的紊乱而引起的疾病。很多情况下，好不容易调整过来，血糖值恢复正常，如果这时候中断治疗，甚至返回到原来不好的生活习惯，血糖值马上又进入到失控状态，病情开始恶化。

根据血糖值的控制状态，医生可能会中途改变治疗方式，但是，患者千万不要擅自中断治疗。

中断治疗，后果不堪设想

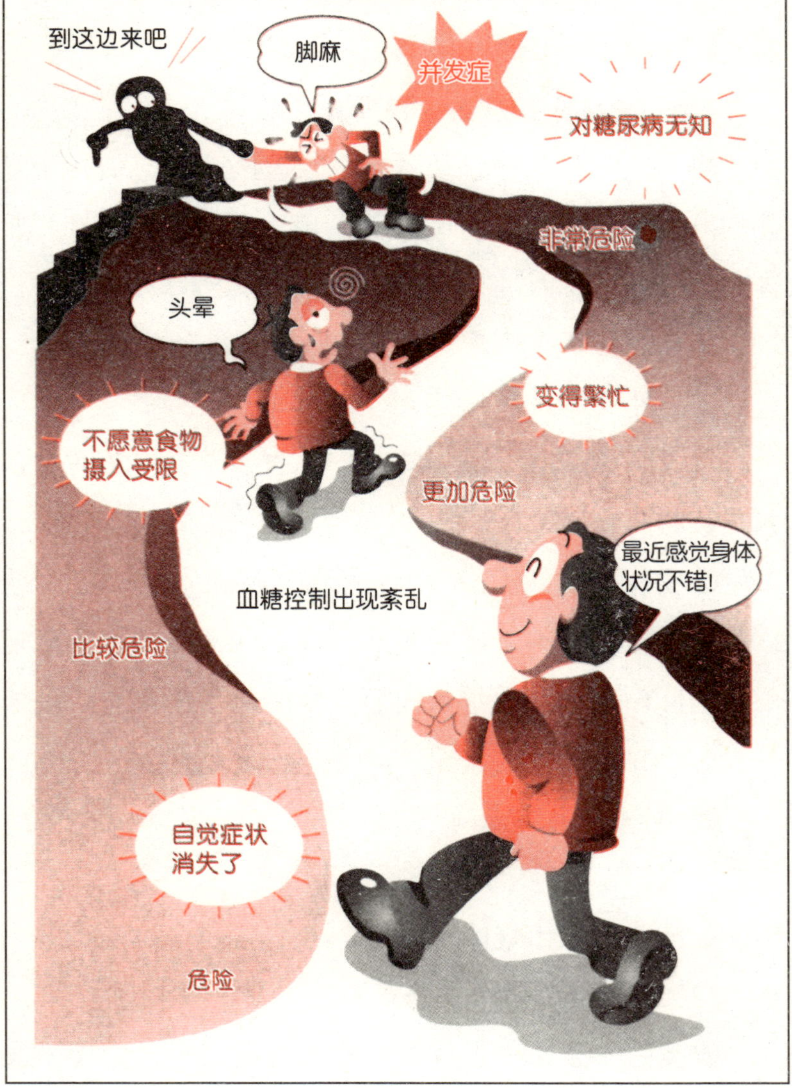
最近感觉身体状况不错!
自觉症状消失了
危险
血糖控制出现紊乱
比较危险
不愿意食物摄入受限
头晕
变得繁忙
更加危险
到这边来吧
脚麻
并发症
对糖尿病无知
非常危险

疑难病名及医学术语解说

第1章　糖尿病的基础知识

4页　胰脏分泌胰岛素调节血糖值

●糖原→相对分子质量为数百万的多糖，储存于动物的肝脏和肌肉。肝脏中的糖原用于调节血糖浓度，肌肉中的糖原主要为肌肉活动提供储备的能量。

10页　糖尿病的两种类型

●突然发病→包含细菌感染等，原因不确定。

12页　胰岛素严重缺乏——1型糖尿病（胰岛素依赖型糖尿病）

●酮体→乙酰乙酸、β-羟基丁酸及丙酮，三者统称为酮体。饥饿的人或糖尿病患者，葡萄糖不作为能量来源，肝中脂肪酸大量氧化而产生酮体，使得血液呈酸性。

●pH→亦称氢离子浓度指数，是溶液中氢离子活度的一种标度。纯水的pH值=7为中性，pH值>7即为碱性， pH值<7即为酸性。

24页　过度压力导致糖尿病

●类固醇激素→由肾上腺皮质分泌产生，作用于自主神经，调整血压和血糖值。在生育控制方面发挥重要作用。

●糖耐量异常→糖耐量是指身体代谢葡萄糖的能力。受胰岛素，以及胰高血糖素、儿茶酚胺等胰岛素拮抗激素的影响。糖耐量异常就是指葡萄糖代谢能力出现异常。糖尿病是引起这种异常的代表性疾病。

第2章　并发症的预防

28页　忽视没有自觉症状的糖尿病会引起并发症

●心肌梗死→像一顶王冠一样环绕心脏一周的冠状动脉因动脉硬化或血栓造成动脉阻塞或栓塞，心肌无法获得足够的氧气及营养，而引起心脏肌肉坏死。持续胸闷数十分钟甚至数小时后死亡的现象不在少数。

●毛细血管病→和心脏相连的动脉最粗大，但是随着向身体末端的延伸逐渐分支变细。倘若身体中最细的血管，即毛细血管受到某种伤害而出现的疾病称为毛细血管病。

●眼外肌麻痹→控制眼球运动的有眼外肌和眼内肌，因为神经障碍导致眼外肌或者眼球不能够随心所欲活动的疾病称为眼外肌麻痹。其中主要的原因是脑神经障碍，有时糖尿病神经障碍也会引起。

●胃下垂→胃处于正常位置的下方。因为胃缺少运动，症状有胃胀、缺少空腹感、异物支撑感等。瘦人中比较常见。

●膀胱障碍→糖尿病引起的自主神经障碍有时会导致膀胱功能障碍。症状有排尿困难、失禁等，有时也会出现勃起障碍。

●白内障→眼球中有一个称为“水晶体”的像镜头一样的袋状物，它起着相机中镜头的作用。症状是水晶体中的蛋白质变硬并逐渐混浊。视线逐渐模糊，感觉就像通过毛玻璃看东西一样。

36页　大血管病变——提前10年到来的动脉硬化

●胆固醇→富含动物组织、动物脂肪的食物中所含有的脂质，是细胞膜的构成物质，是细胞生存不可缺少的物质，但是附着在血管内部会引起动脉硬化。

●冠状动脉→像帽子一样盖在心脏上面的动脉（冠动脉）。向心肌（构成心脏壁的肌肉）输送血液，属于供给氧气和营养素的营养血管。

第3章　糖尿病的诊断基准

56页　糖尿病诊断新基准

●静脉血浆→血液由血细胞和血浆构成。一般情况下，血糖值由“1分升静脉血浆中含有多少毫克葡萄糖（血糖）”来表示。

第6章　糖尿病药物治疗的进展

168页　重症低血糖引起昏睡

●胰岛素→是由肾脏的胰岛β细胞分泌的激素，是由29个氨基酸构成的物质，具有分解糖原，升高血糖值的功能。体内缺乏将导致低血糖。